I0068620

(3)

INSTRVCTIONS
POVR LES
ARBRES
FRVICTIERS.

Par M. R. T. P. D. S. M.

TROISIESME EDITION.

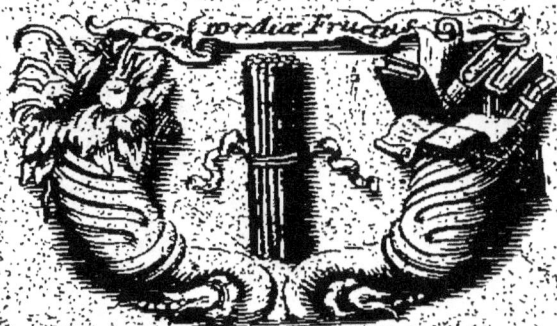

Concordiæ Fructus

A PARIS,
Par la Compagnie des Libraires du Palais.

M. DC. LXIV.

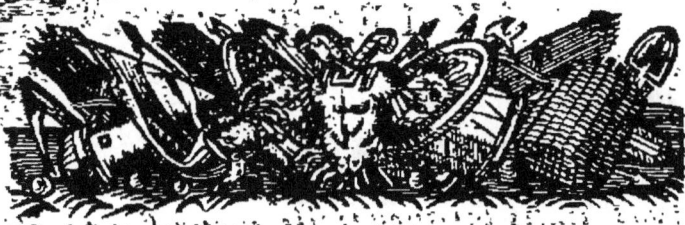

LE
LIBRAIRE,
AV LECTEVR.

APRES la mort de Monsieur
Vantier, premier Medecin
du Roy, & vn des plus curieux
du Royaume, on a trouué au nombre de
ses Liures qu'il cherissoit le plus, ce Ma-
nuscrit, qui traitte de la façon & facilité
de bien planter, cultiuer, tenir & entretenir toutes sortes d'Arbres en Espaliers,
contre-Espaliers, Hayes d'apuy, Buissons, Arbres de haute tige ou en plain
vent, & toutes sortes de Pepinieres, que
les plus curieux en ces sortes de Plants,
ont iugé que tous ceux qui auoient escrit
de ces matieres, n'auoient point rencon-
tré vn si fort raisonnement, ny traitté si
nettement de tout ce qui se peut souhait-

S 15422

zer pour la conseruation des arbres & des
fruits : des temps de les cueillir pour les
bien conseruer; de la distinction des Sai-
sons dans lesquelles ils meurissent; &
quand il est à propos de les cueillir &
manger. C'est pourquoy voyant l'appro-
bation de tous les plus Sçauans, & desi-
rant seruir le Public, & contenter des
personnes illustres qui m'ont conuié de le
mettre sous la Presse, ie l'ay facilemens
accordé.

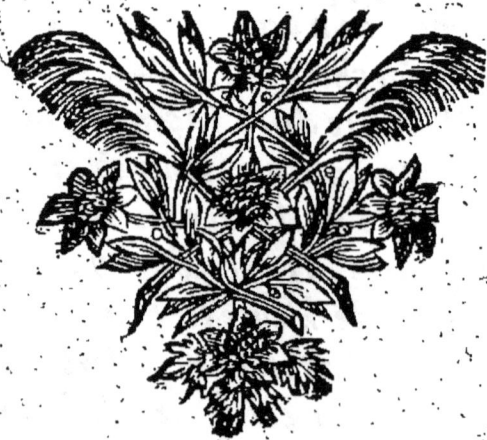

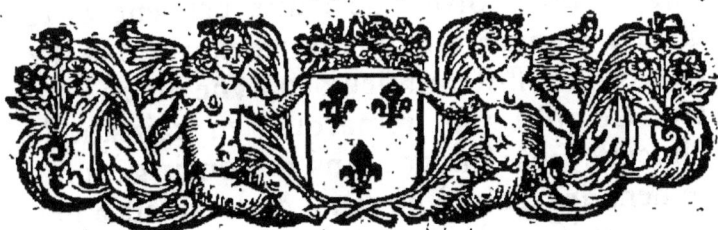

INSTRVCTIONS
POVR LES
ARBRES
FRVITIERS.

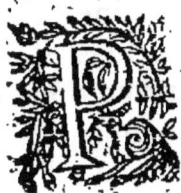

REMIEREMENT, les arbres fruitiers se considerent, ou selon la differente nature des fruits, ou selon les diuerses figures qu'on donne aux arbres cultiuez.

2. En la premiere façon, la diuision generale & plus commune est, des fruits à noyau, comme Cerises, Prunes, Pesches. Et des à pepins; comme Pommes & Poires.

3. En la seconde on esleue les fruitiers auec succés en quatre façons; En grands arbres hauts de tige, qu'on appelle ordinairement à pied droit; En espalier le long des murailles; En haye d'appuy, ou espalier en plain air, contre-espalier & en buissons.

A iij

4. Toutes ſortes de fruits peuuent eſtre eſleuez en quatre manieres ; neantmoins il y en a qui reüſſiſſent mieux en l'vne qu'en l'autre ; Ce qu'il faut remarquer en traittant de chacune ſeparément, ſans diſcourir generalement des fruits à noyau, & des fruits à pepins, puiſque l'vne & l'autre eſpece ſe rencontrent dans ces quatre figures.

Des arbres éleuez en haute tige.

1. C Ette figure eſt plus naturelle aux fruitiers qu'à aucun autre, car l'experience fait connoiſtre que tous les Pommiers, Poiriers, Abricotiers, & auſſi les Ceriſiers & Peſchers, d'eux-meſmes (quand on les a laiſſez en leur liberté) pouſſent vn tige, & s'éleuent de terre iuſques à vne certaine hauteur, auant que de former leur teſte & d'eſtendre leurs branches. C'eſt pourquoy pluſieurs croyent que les fruits qui viennent ſur cette ſorte d'arbres, ſont meilleurs, & d'vn gouſt plus ſauoureux que ceux qu'on cueille dans les eſpaliers & dans les buiſſons, & leur croyance eſt veritable pour la plus grande part des fruits, particulierement pour le Rouſſelet, qui eſt vn des plus excellens de tous.

2. Les plants de cette ſorte, ſont propres pour les Pommiers qui ne doiuent point eſtre mis en aucun autre, ſi ce n'eſt que par plaiſir ou curioſité on faſſe des buiſſons de Pom-

miers de Paradis greffez. Ils font auſſi fort bons pour toutes les Poires dures qui ſe cuiſent l'hyuer, & preſque pour toutes les Poires d'Eſté ou d'Automne. Les Pruniers y reüſſiſſent auſſi fort bien, & les Ceriſiers, particulierement ceux qui ſont entez ſur des Meriſiers, comme auſſi les Bigarotiers & Griotiers. Mais pour bien faire, il ne faut point meſler ces differentes eſpeces enſemble, parce qu'elles demandent vne diſtance inégale, les fruits à pepins deuans eſtre plus éloignez que ceux à noyau.

3. Il y a deux choſes principales à y obſeruer. La premiere eſt, la bonté du terroir; Et la ſeconde, l'abry des vents.

4. Pour la premiere, on ne doit preſque iamais entreprendre de faire cette ſorte de plants, ſi la terre qu'on y veut employer n'eſt bonne, car autrement il faut faire de grande deſpenſe pour les faire reüſſir, & bien ſouuent cette deſpenſe ſe trouue inutile, les arbres venans à manquer lors qu'ils deuroient eſtre en leur perfection, quand ils ont pris leur croiſſance plutoſt par l'artifice qu'on y apporte, que par la bonté du fond de la terre.

5. Il faudroit faire vn grand diſcours pour expliquer les differentes natures des terres, & les marques de leur bonté ou de leur ſterilité. Tous les Iardiniers, & tous ceux qui cultiuent la terre, en ont aſſez de connoiſſance par leur experience. Et il ſuffit de remarquer en general, qu'il y a des terres propres pour toutes ſortes de fruits, tant à noyau qu'à pepins, comme le ſable noir quand il ſe trouue

A iiii

gras, & la terre franche quand elle n'eft pas
trop forte, & qui fe remuë aifément, parce
que dans ces fortes de terre, les arbres trouuent beaucoup de fuc pour fe nourrir, & étendent facilement leurs racines pour attirer
leur nourriture de tous coftez. Il y a d'autres
terres qui font fort bonnes pour certains
fruits, & non pas pour les autres, comme la
terre bien forte eft plus propre pour le Pommier que pour le Poirier, & plus encore pour
le Poirier que pour les fruits à noyau. Et tout
au contraire, les terres fablonneufes & lege-
res, font plus propres pour les fruits à noyau.

6. Pour l'abry des vents, il faut choifir vne
fituation qui n'y foit point expofée : C'eft
pourquoy les plaines & le haut des monta-
gnes ne valent rien pour les plants. L'enfon-
cement des vallées, ou les pantes douces des
collines, y font beaucoup plus propres. Mais
il faut remarquer que les vents font à craindre pour deux chofes ; La premiere, pour la
gelée au Printemps lors que les arbres font en
fleur, & c'eft le vent de Galerne & de Sep-
tentrion, qui font les plus à craindre pour ce
fujet ; La feconde, pour leur violence & im-
petuofité qui fait tomber les fruits, & rompt
fouuent les arbres, ou au moins les fatigue en
telle forte, qu'ils viennent tortus & ne peuuent reüffir : Et c'eft le vent qui fouffle entre
le Midy & le Couchant, qu'on appelle ordinairement vent d'aual à la campagne, qui eft
le plus à craindre pour ces accidens. Et comme ordinairement on ne met dans ces fortes
de plants que des fruits robuftes qui s'y def-

fendent bien des gelées, & que mesme le vent
empéche aussi souuent la gelée qu'il l'amene,
il faut plus prendre garde à mettre vn frui-
tier à couuert des grands vents qui viennent
entre le Midy & le Couchant, que du Septen-
trion & de la Galerne.

7. Ces deux obseruations bien faites, quand
on veut faire vn plant de grands arbres en
bonne terre, il faut les espacer si on ne plante
que des Pommiers de huit toises en huit toises, par ordre de Quinconce qui forme des
allées en tout sens, ou par simples allées qui
se respondent seulement l'vne à l'autre, & sur
deux lignes droites. L'ordre de Quinconce est
plus agreable, pourueu que les arbres soient
fort éloignez les vns des autres, car autrement ils se pressent trop dans cette disposi-
tion, & se portent ombrage de tous costez.
Si on mesle des Poiriers en égal nombre auec
des Pommiers, six ou sept toises de distance
suffiroit, & pour les Poiriers seuls il n'en faut
que six.

8. Quoy que tous ceux qui plantent font
des fautes dans cette distance, car ils veulent
auoir quantité d'arbres, & croyent qu'ils
n'employeroient pas assez vtilement leur terre, s'ils ne les pressoient dauantage, cependant
il est certain que deux arbres bien espacez,
qui sont regardez du Soleil tout le long du
iour, sans estre empeschez par aucun ombrage trop proche, valent mieux que vingt qui
se touchent les vns aux autres, & qui s'entre-
nuisent. Et quand les plants sont trop pressez
on ne les connoist pas d'abord, mais iuste-

A v

ment au poinct qu'ils deuroient entrer en
leur perfection, ils deuiennent inutiles ; mais
quand ils ſont éloignez de cette ſorté, ils profitent touſiours de plus en plus, leurs fruits
viennent en plus grande quantité, & en ſont
meilleurs, comme ayant receu plus d'air &
de Soleil. De plus, ils n'empeſchent pas que
la terre ne ſoit auſſi employée à rapporter de
toutes ſortes de grains, & le labour qui ſert à
l'vn, profite auſſi beaucoup à l'autre.

9. Cette diſtinction des arbres & diſtances
égales, eſt fort neceſſaire, non ſeulement pour
la ſatisfaction des yeux qui ſe plaiſent dans
cette Symmetrie ; mais auſſi parce que cette
diſtance égale fait que la terre leur partage
également la nourriture, & leur donne des
forces égales.

10. La diſtance des arbres eſtant ainſi marquée, il faut faire des trous pour les planter,
qui ſoient foüillez de ſix pieds en quarré ou
enuiron, & de deux ou trois pieds en profond : Si on les pouuoit faire vne année toute entiere auant que planter les arbres, & que
la terre qui en ſeroit tirée, & celle qui demeu-
reroit au fond, receuſt l'air, le Soleil & la
pluye pendant les quatre ſaiſons de l'année,
ſans doute les arbres reüſſiroient beaucoup
mieux : La raiſon eſt, que la terre eſtant froide & ſeiche de ſa nature, qualitez qui ſont
contraires à la generation, ne peut rien produire d'elle-meſme, & ne deuient fertile que
par le meſlange des qualitez contraires qu'elle reçoit du Soleil, de l'air & de la pluye.
C'eſt pourquoy la glaize & le tuf ne produi-

fent rien, parce qu'ils font si efpais qu'ils ne
peuuent eftre penetrez par les autres elemens.
Il en eft de la terre en quelque façon comme
de l'eau, la meilleure eft celle qui reçoit plus
aifément & plus promptement, les qualitez
eftrangéres qui luy font appliquées : C'eft
pourquoy nous voyons par experience, que la
terre neuve tirée de quelque trou fort profond, demeure long-temps fterile, iufques à
ce qu'elle ait receu fa fecondité, par la mix-
tion & la participation des autres Elemens,
& alors comme vne année ou enuiron apres
qu'elle aura efté tirée, elle commence à produire des herbes & des fimples. C'eft la raifon pour laquelle le deffus de la terre eft toujours meilleur, plus gras & plus fertile que le
dedans. Or fi la terre tirée de ce trou, auoit
efté ainfi expofée long-temps à toutes les influences de l'air, fans doute qu'elle prendroit
ces bonnes qualitez auffi bien que celle du
fond du trou, qui les reçoit auffi particulierement. Et ainfi lors qu'on planteroit l'arbre dans cette terre, il la trouueroit bien plus
propre pour fa nourriture, & en profiteroit
bien mieux.

10. Cette régle peut feruir pour toutes fortes d'arbres, & principalement pour les tranchées des efpaliers, parce que cette forte merite plus de foin que toutes les autres ; mais
neantmoins elle ne peut iamais guere eftre
pratiquée, parce qu'il fe trouue peu de monde
affez patient pour attendre vne année entiere, quand ils ont pris deffein de planter, &
qu'ils ont difpofé leur terre pour cét effet. Et

il semble tousiours que cette longue preparation fait perdre le temps que l'arbre emploie-
roit vtilement dans la terre. Pour les espaliers, il y a encore vn autre inconuenient qui
l'empesche, qui sera expliqué en son lieu.

12. Donc les trous estans ainsi faits, il faut
choisir des arbres tous d'vne mesme hauteur,
ou desia greffez, qui est bien le meilleur, pour
les raisons qui seront expliquées en parlant
des Pepinières. Et s'il ne se peut autrement,
des Sauuageons pour les greffer de mesme
hauteur de six ou sept pieds de tige, & sur
deux ou trois poulces de grosseur, car il faut
tousiours mesurer la hauteur sur cette pro-
portion de la grosseur, qu'ils soiét bien droits
& arrachez soigneusement auec toutes leurs
racines. Il est fort bon de mettre dessous leurs
racines en les plantant, quelque amandement,
comme du terrau, ou du fumier bien pourry,
& bien meslé auec la terre, pourueu que le
fumier ne touche point aux racines ; car on
peut aisément faire du bien à vn arbre desia
planté au dessus de la terre, mais on ne fouille
plus au dessous de ses racines pour luy en faire de ce costé-là.

13. Avant que de porter l'arbre dans son
trou, il faut rafraischir la racine, en couppant
les extremitez bien nettement auec la serpette, & faut tousiours coupper par dessus, en
sorte que la couppure & la playe soit iustement posée sur la terre, car c'est par ces endroits là que l'arbre pousse son premier cheuelu, qui par ce moyen entre par le dessus de
la terre, & que l'arbre y prend corps & s'y
affermit.

14. Le fumier, le terrau & tous les autres
amandemens dont il sera parlé pour planter
les espaliers, sont fort bons aussi pour les
grands arbres; mais ils n'y sont pas si necessaires. Et comme il seroit bien difficile d'apporter tous ces soins dans les grands plants
qui occuppent de grands espaces, quand la
terre est fort bonne, les arbres ne laissent pas
de bien reüssir sans tous ces secours.

15. Il ne faut pas les mettre trop auant dans
la terre; car outre que des racines trop enfon-
cées ne reçoiuent pas assez les influences du
Ciel, il arriue encore vn autre inconuenient,
qui est, que la terre de dessus estant tousiours
la meilleure, & l'arbre receuant cette nourriture comme celle qui luy est la plus propre;
s'il est posé trop bas, il pousse de nouuelles
racines plus haut pour attirer la substance de
la terre, & laissent souuent gaster & pourrir
celles qui sont plus bas, & cette pourriture
incommode l'arbre, & le ruine souuent. Il
suffit donc de poser la racine vn pied auant
dans terre, & faut auoir soin de la couurir
auec de la terre neuue qui ne soit point en
motte, & la mettre auec la main tout à l'entour des petits filamens des racines, afin qu'il
ne demeure point de iour entre la terre & la
racine, car ce vuide engendreroit infaillible-
ment la pourriture.

16. Il est bon aussi de butter l'arbre, ou le
motter trois pieds tout à l'entour de quatre
pieds de haut, & peu à peu en labourant par
apres, on abbat cette motte, & la terre se reduit à son ancien niueau.

17. Il est aussi fort à propos d'empailler
les arbres en arrangeant de la paille tout au-
tour de la tige, iusques à vne certaine hauteur
par ce moyen elles se conseruent toujours
belles, la seue n'est point alterée par l'ardeur
du Soleil, & se garentir de la mousse.

18. Si le pied de l'arbre n'est pas assez fort
pour se deffendre des vents, on doit l'appuyer
d'vn pieu ou d'vne forte perche qui soit presque de sa hauteur: mais il faut prendre garde
que cet appuy ne soit pas d'vn bois carré, ou
qui ait quelques nœuds ou arrests, de crainte
qu'il ne blesse l'arbre, & ne l'écorchast : Il
faut qu'il soit rond, & attaché en sorte qu'il
ne serre point l'arbre, & qu'il y ait de la paille ou du foin entre d'eux.

19. Quelques-vns rognent les arbres auant
que les planter, parce que cela se fait plus
commodément lors qu'on les tient dans la
la main, que lors qu'ils sont plantez, & de
plus, cela leur peut donner quelque ébranle-
ment quand il faut qu'ils souffrent la serpe
estans deſia posez en leurs places. Mais aussi
comme on plante ordinairement au commencement de l'Hyuer, les gelées & les in-
iures de cette rude saison, incommodent
quelquefois vn arbre qui a receu ces playes
là tout récemment, & penetrent plus dans
son cœur par des ouuertures. C'est pourquoy
il est meilleur d'attendre la fin de l'Hyuer
pour les etester, principalement si sont greffez d'vn an, ce qu'il faut faire en sorte qu'on
ne leur laisse presque point de branches, afin
qu'ayant moins de bois à nourrir, ils recueil-

lent plus puissamment leurs forces, & reprennent auec plus de vigueur.

20. Il est bien à propos de ranger les arbres suiuant leurs especes, par exemple, de
faire vne rangée toute entiere de pommes de
reinette, vne autre de poires d'Esté, le tout en
sorte que les principaux fruits, & ceux qui
sont les meilleurs, & qui se gardent le plus
long-temps, soient en plus grand nombre incomparablement, que ceux qu'on veut auoir
par curiosité seulement, & mesme que ceux
qui ne durent pas long-temps, comme sont
les fruits d'Esté, quoy qu'ils soient tres-ex-
cellens.

21. Dans tout le corps d'vn plan composé
de la sorte, on ne doit point mesler de fruits
à noyau; mais on peut bien en planter dans
les allées qui l'enuironnent, mettant les Pruniers, Cerisiers, Griotiers, Guiniers, Bigarotiers, de trois toises en trois toises, ou plus
loin, mesme particulierement pour les Bigarotiers, qui s'étendent fort quand ils sont entez sur le Merisier.

22. Toutes ces instructions presupposent
vne bonne terre, sans laquelle on ne doit entreprendre qu'à grande peine cette sorte de
plants, mais se reduire seulement aux espaliers & arbres nains qui occupent moins de
terre, & laquelle on peut par consequent plus
aisément preparer, en rapportant de bonne
terre dans les lieux steriles & ingrats : Mais
neantmoins si on a desir d'en faire en mauuais terroir, il faut ouurir les trous de huit
pieds en carré, & de trois de profondeur, &

ſeparer le meilleur & le moins mauuais de la
terre qu'on en tire, qui eſt ordinairement le
deſſus, d'auec le reſte, puis remplit ces trous-là
de cette terre choiſie, & d'autre terre qu'on y
apportera de la meilleure qu'on pourra trou-
uer, auec force fumier bien conſommé, & du
terrau, ou curure de marre ou d'étang, pourueu qu'elle aye eſté tirée pour le moins vn an
auparauant, car autrement elle ſeroit trop
froide pour les arbres, & les feroit mourir;
comme au contraire, le fumier eſt trop chaud
s'il n'eſt bien conſommé : Et meſme comme
il a deſia eſté remarqué, il faut bien prendre
garde que les racines ne touchent au fumier,
mais qu'il y ait rouſiours de la terre entre
deux.

23. Les arbres reüſſiſſent bien en quelque
terroir que ce ſoit, ſi on y fait cette deſpenſe.
Neantmoins ſi c'eſt vne glaize ou vn tuf ſi
fort, que les racines des arbres n'y puiſſent du
tout entrer, ces trous-là ne ſeroient pas encore aſſez grands, pour fournir à vn arbre
toute la nourriture qui luy eſt neceſſaire pour
ſa iuſte croiſſance; & il faudroit les faire encore plus grands, car autrement les racines
des arbres venans à toucher cette terre qui
leur eſt ſi ennemie, demeurent tout court, &
retournent en elles meſmes du coſté du trou
dont elles ſont parties, elles font le meſme
effet que les arbres qui ſont plantez dans les
caiſſes, & conſomment incontinent toute la
ſubſtance de la bonne terre qu'on leur a don-
née.

24. Les plants des grands fruitiers veulent

eſtre labourez auſſi bien que les autres, & il
faut leur donner au moins quatre façons
l'année; au commencement & à la fin de l'Hi-
uer, le plus profondement que l'on pourra, &
deux fois pendant l'Eſté ſeulement, pour faire mourir l'herbe, & pour empeſcher que la
terre ne ſe durciſſe & ne ſe haſle; il faut auoir
grande confiance en l'addreſſe du Chartier,
pour faire labourer tous ces plants à la charuë, on ne peut neantmoins labourer autrement toute la terre qu'ils occupent, quand
ils ſont de grande eſtenduë, ſi on ne veut faire des deſpences exceſſiues; Mais on peut
preſcrire à celuy qui labourera à la charuë, de
n'approcher qu'à vne certaine diſtance des
arbres pour éuiter les accidens, & faire labourer le reſte à la beſche & à la houë, ou au
crochet.

Le labour profond qu'on donne aux arbres deuant & apres l'Hyuer, fait pluſieurs
bons effets; il renferme la bonne terre qui eſt
touſiours au deſſus (comme il eſt expliqué en
l'article dixiéme) au dedans pour fournir de
nourriture à l'arbre; il met celle du dedans
au deſſus, pour la rendre meilleure & plus
fertile par les meſmes raiſons. Il faut que
l'humidité & toute la graiſſe qui vient d'en
haut penetre dans le fond de la terre, & qu'elle ſe tienne touſiours ſouple & legere, & par
ce moyen aiſément penetrable aux nouuelles
racines qui pouſſent, qui ſont comme de petites veines emulgentes, par leſquelles il at-
tire ſa nourriture de tous coſtez.

26. Mais au contraire, en Eſté il ne faut pas

labourer bien auant, de crainte que la chaleur ne penetre trop au dedans, & n'incommode les racines des arbres. Et il ſuffit que le
labour faſſe mourir les mauuaiſes herbes, &
empeſche que la terre ne ſe haſte trop par
l'ardeur du Soleil.

27. On peut auſſi faire des plants de cette
ſorte, des fruits à noyau tenus en grands arbres; & ils ſont fort plaiſans quand ils ſont
ſeparez ſelon leurs differentes eſpeces; par
exemple, vne Ceriſaye d'vn coſté, vne Pru-
nelaye d'vn autre, vne Peſcheraye en vn autre endroit; il faut cultiuer ces plants de la
meſme ſorte que les autres, & ſeulement obſeruer la difference des diſtances. Les Pruniers, Abricotiers & les Ceriſiers, Bigarotiers & Griotiers, veulent eſtre de trois toiſes en trois toiſes, ou meſme plus loin. Les
Ceriſiers qui ne ſont point entez, ou qui ſont
entez ſur d'autres Ceriſiers de racine, ne deſirent pas vn ſi grand éloignement, & il ſuffit de les mettre de douze à quinze pieds, les
Peſchers de meſme; mais il faut remarquer
que les Peſchers & les Abricotiers craignent
bien fort la gelée & les grands vents; c'eſt
pourquoy ils ne peuuent reüſſir, s'ils ne ſont
dans vne ſituation auantageuſe, qui les mette
à couuert de ces attaques.

28. Il y a deux ſaiſons pour planter, l'Automne & le Printemps; car l'Eſté n'y eſt
point propre du tout, à cauſe de ſa grande
chaleur, & que la ſeue des arbres eſt lors dans
leurs branches, qui ſe deſſeicheroit en tranſ-
plantant, & feroit ainſi mourir l'arbre: l'Hy-

tier n'y est point propre à cause des gelées ou
des grandes pluyes, qui font que la terre n'a
pas les dispositions necessaires pour receuoir
les arbres, si ce n'est au terroir sec où la terre
ne se bat point, & ne se met point en mor-
tier, en cét endroit on peut planter par la
pluye. Le commencement du Printemps est
bon pour plusieurs sortes de plants, lors que
la terre commence à se desseicher vn peu :
mais pour les fruits, l'Automne est incomparablement meilleur que toute autre saison.
l'on peut planter incontinent apres la Lune
de Septembre, c'est à dire à la my-Octobre
ou enuiron, parce que lors la seue quitte les
branches, & se retire dans la racine, & aussi-
tost que cela est, il n'y a plus à craindre de
remuer les arbres, car la seue de l'arbre n'est
point dans le cœur, mais dans l'escorce seulement; c'est pourquoy nous voyons des arbres
qui ont le cœur tout pourry, qui ne laissent
pas de rapporter de beaux fruits, la seue se
communiquant aux branches pour les nourrir seulement par l'escorce; c'est pourquoy
aussi-tost qu'elle ne paroist plus à l'escorce, il
fait bon planter. L'auantage que l'on a de
planter de bonne heure est double, car on
peut aisément en cette saison choisir de beaux
iours, & vn beau Soleil pour cét effet, qui est
vne chose qui contribuë beaucoup à faire
reüssir les plants : & la terre qu'on remuë
lors estant bien saine, & non pas encore trop
humectée, s'esmiette aisément au tour de la
racine, & luy conserue vn bon gueret tout le
long de l'année. Mais il y a encore vne autre

raiſon bien conſiderable, c'eſt que les arbres
plantez de bonne heure, reprennent auant
l'Hyuer, & ſe trouuent deſia tous forts &
tous accouſtumez à la terre, lors qu'ils veulent pouſſer au Printemps, car la ſeue qui eſt
retirée l'Hyuer dans la racine, ne laiſſe pas
d'agir auſſi bien dans cette ſaiſon que dans
les autres, & fait pouſſer du cheuelu & de
nouueaux filamens aux racines, l'experience
l'apprend ainſi; & il eſt certain que ſi l'on
plante vn arbre en bonne terre au mois d'O-
ctobre, & qu'on le releue au mois de Ianuier
ou Feurier enſuiuant, on trouuera qu'il auoit
pouſſé de nouuelles racines; ainſi par cét
auancement on aſſeure l'arbre contre les cha-
leurs de l'Eſté; & de plus, on gagne vne demie année de ſa pouſſe.

29. Ce n'eſt pas tout d'auoir bien planté
les fruitiers, & les bien laſourer, il faut encore auoir ſoin de les amander, d'oſter les
branches ſuperfluës, & d'empeſcher que les
bonnes ne ſoient incommodées par les inutiles. La nature tend touſiours à ſa perfection,
mais elle n'y peut arriuer qu'elle ne ſoit ai-
dée de l'art. Les arbres ſe diſposent d'eux-
meſmes quand ils ſont en bonne terre, à la
figure qui leur eſt la plus auantageuſe, mais
il faut auſſi les ſecourir & les aider, afin qu'ils
y paruiennent. Cela ſe fait auec la ſerpette
quand ils ſont encore fort ieunes, où que les
branches qu'on veut oſter ſont menuës; &
quand ils ſont plus forts, auec le ciſeau du
Menuiſier & vn maillet; mais il n'y faut pas
y trauailler la premiere année; car il ſuffit

dans ce commencement que l'arbre repren-
ne, fans luy demander autre chofe Il faut receuoir de luy toutes les branches qu'il nous
veut donner, & il fera affez à temps vn an
apres pour en faire le choix, ofter le mauuais
& conferuer le bon. Il en eft des arbres qu'on
plante comme des ieunes cheuaux, dans leurs
premieres années on n'entreprend pas de les
dreffer, mais on fe contente de voir qu'ils
prennent nourriture, & qu'ils profitent,
il faut neantmoins trauailler de bonne heure
à tailler les arbres, c'eft à dire la feconde année, ou tout au plus tard la troifiéme ; car il
eft bien plus aifé de les rendre bien formez
quand on y met la main dés ce temps-là, que
fi on attend plus tard, & l'arbre en fouffre
moins quand on luy ofte les branches fuper-
fluës dés leur naiffance, qu'alors qu'on eft
obligé de luy en couper de groffes qui font
defia fortes.

30. On ne peut pas bien précifément pref-
crire ce qu'il faut pour tailler de grands arbres, il faut que l'œil & le iugement de celuy
qui y trauaillera luy feruent de regle. Seulement on doit remarquer en general, foit
qu'on taille de ieunes arbres nouuellement
plantez, foit qu'on émonde ceux qui font
plus auancez, qu'il ne faut point fouffrir de
branches qui croiffent fur d'autres, qu'il ne
faut pas laiffer trop de bois à vn arbre, &
qu'il faut l'eflaguer en forte que les branches
ne s'offufquent pas l'vne l'autre ; qu'il faut
ofter quantité de petites branches qui pouffent au dedans de l'arbre, & qui ne portent

preſque iamais de fruits ; mais il faut auoir
grand ſoin de couper fort vniement ce qu'on
oſte, & fort près du tronc de l'arbre, afin que
la ſéue qui en vient, recouure incontinent
cette playe d'vne nouuelle eſcorce. Les ciſeaux des Menuiſiers ſont extremement propres pour cet effet. Il en faut auoir de differentes largeurs, ſelon les branches qu'on veut
couper. Cét inſtrument donne encore vne
grande commodité pour ce trauail, quand
on l'emmanche au bout d'vn morceau d'vne
demie pique rompuë, ou de quelque autre
bois de huit, dix & douze pieds de long ; car
par ce moyen ſans monter dans vn arbre,
vous pouuez aiſément en oſter ce que vous
deſirez, & vous choiſiſſez toutes les branches
meſlées parmy les autres, pour les couper
auec beaucoup plus de facilité qu'on ne feroit
auec vne ſerpe. Il faut auſſi obſeruer de couper & tailler les arbres touſiours en decours,
& principalement à celuy de Ianuier & de
Fevrier, lors que la rigueur de l'Hyuer &
de la gelée eſt deſia paſſée. Ce n'eſt pas qu'on
ne puiſſe tailler les arbres forts & robuſtes
dans le decours de Nouembre & Decem-
bre.

31. Toutes ſortes d'arbres ſouffrent qu'on
les taille, & qu'on les deſcharge de leur bois
ſuperflu, lors qu'ils ſont dans leur ieuneſſe &
dans leur croiſſance ; mais le Pommier ne
veut point perdre de ſes branches quand il eſt
vn peu âgé, & qu'il eſt venu à ſa perfection,
parce qu'il a grande peine à ſe recouurir, &
ſouuent la pourriture s'engendre à l'endroit

où on la coupe. Le Cerifier auffi , les Bigarotiers & les Abricotiers n'aiment pas à eftre
emondez quand ils font âgez, fi ce n'eft qu'õ
les étefte entierement pour les faire pouffer
de noûueau bois. Le Poirier & le Prunier
fupportent plus aifément cette taille, mais le
Poirier principalement.

32. Quand il y a du bois pourry dans vn arbre, il faut auoir foin de l'ofter auec vne ef-
pece de cifeau creux, que les Menuifiers ap-
pellent vne gouge, duquel on fe fert de la
mefme façon que du cifeau ordinaire. Il eft
fort propre pour entrer dans le corps de l'arbre, & pour en tirer tout ce qui eft fec &
pourry, fans endommager le refte.

33. On empefche la mouffe de venir au tour
des arbres en les empaillant comme il a efté
expliqué, mais quand elle y eft venuë, il faut
auoir foin de l'ofter auec vn coufteau de
bois, ou en frottant l'efcorce de l'arbre à laquelle elle eft attachée, auec vne toille neuve
ou vn fort bouchon de paille apres vne pluye,
parce qu'elle tombe bien plus aifément.

34. Comme les grands arbres ont beaucoup
de proprietez communes auec les autres qu'õ
éleue en differentes figures, auffi plufieurs
de ces inftrumens qui font faits pour eux,
peuuent eftre bien à propos employez pour
les autres. Il eft auffi certain que fi on veut
prendre la mefme peine, & apporter la mefme preparation pour planter les arbres à pied
droit, qu'on doit obferuer pour les efpaliers,
ils reüffiront tout autrement mieux; c'eft
pourquoy les curieux qui ne veulent point

eſpargner la deſpenſe peuuent faire la meſme
preparation de la terre pour l'vn & pour
l'autre.

Des Eſpaliers.

1. ON appelle eſpaliers les arbres pa-
liſſez le long des muraïlles, qui ſont
eſtimez auec raiſon plus que tous les autres
plants, principalement pour quatre choſes.

2. La première, la beauté, car ils ſeruent
de grand ornement aux jardins quand ils
ſont bien tenus, & qu'on les void tapiſſez en
bon ordre le long des muraïlles, & tout cou-
uerts de leurs feuïlles & de leurs fruits.

3. La ſeconde, la rareté de leurs fruits,
parce que les meilleurs, & les plus rares,
comme la Bergamotte & le bon Chreſtien
d'Hyuer, & la pluſpart des Peſchers & Pauis
qui ne reüſſiſſent pas, eſtans en autres arbres,
viennent tres aiſément en eſpaliers.

4. La troiſiéme, la qualité de leurs fruits,
eſtant certain que ceux meſmes qui viennent
bien en plain air, ſont incomparablement
plus beaux en eſpaliers, ſoit pour la groſſeur, ſoit pour le coloris.

5. La quatriéme, leur abondance qui eſt
telle, que quand vn eſpalier eſt bien tenu, il
faut preſque touſiours oſter plus de la moitié
du fruit dont il ſe charge, & bien ſouuent
beaucoup dauantage apres qu'elles ſont
noüées. Au lieu que cette abondance eſt tres-

 rare

rare dans les grands arbres , & que si elle arriue vne année, les deux suiuantes seront tout
à fait sans fruit , ou au moins auec fort petite quantité.

6. Tous ces auantages viennent de la chaleur du Soleil , qui est beaucoup augmentée
par la verberation de la muraille, de l'abry
des vents, à la violence desquels les arbres ne
sont point suiets, en estans entierement ga-
rantis d'vn costé par la muraille, & des autres
costez estans attachez, ils n'en peuuent receuoir aucun dommage.

7. Aussi les espaliers demandent plus de
soin & de trauail que tous les autres plants,
& pour bien examiner tout ce qui est neces-
saire pour les mettre à leur perfection. Il est
bon de considerer ce qu'il faut faire auant
que les planter, pour la preparation de la
terre , & pour le choix du lieu, ce qu'il faut
obseruer en les plantant, & ce qu'il faut faire apres qu'ils sont plantez pour les cultiuer.

De ce qu'il faut obseruer auant que planter les Espaliers.

1. LA premiere chose que celuy qui veut
planter vn espalier doit obseruer, c'est
l'exposition à vn bon aspect du Soleil. L'art
& le trauail peuuent apporter toutes les autres choses necessaires en quelque lieu que ce
soit , mais pour cela il est impossible de

B

l'auoir, ſi d'abord on ne luy rencontre.

2. Il y a deux bonnes expoſitions qu'on doit touſiours employer en eſpaliers dans les jardins, pour les occuper aux palliſſades & autres plants qui peuuent venir par tout ailleurs : La premiere eſt, celle qui a le Soleil de porfil à ſon leuer, ou incontinent apres, & qui le conſerue iuſques ſur les deux ou trois heures apres midy. La ſeconde eſt, celle qui commence à le receuoir ſur les dix heures du matin, & qui ne la quitte point iuſques à ce qu'il ſoit couché. Ces deux expoſitions ſont preſque égales, car elles ont autant de chaleur l'vne que l'autre, neantmoins on remarque vne certaine vertu principale dans le Soleil Leuant, qui fait que les eſpaliers qui luy ſont expoſez, ſont plus haſtifs, & que leurs fruits ſont plus colorez que dans l'autre expoſition. Cela vient auſſi de ce qu'à la fin de l'Hyuer, & au commencement du Printemps le Soleil regarde bien plus long-temps cette expoſition-là plus que l'autre, car il y eſt preſque touſiours depuis le leuer iuſqu'à ce qu'il ſoit couché. La ſeconde expoſition a auſſi vn autre auátage, c'eſt qu'elle eſt moins ſujette à cette incommodité de la gelée; la raiſon eſt, que la gelée ne gaſte gueres les arbres au Printemps, ſi ce n'eſt quand le Soleil vient à donner deſſus lors qu'elle y eſt aſſiſe, car ces deux expoſitions contraires font vn combat, dont l'arbre ſe reſſent ſi fort, que ſes feüilles & ſes fleurs en paroiſſent toutes broüinées; mais quand la gelée ſe diſſoud auant que le Soleil ait donné deſſus, elle ne

gaſte rien, & tombe puis apres comme de la
roſée. La premiere expoſition receuant le
Soleil dés ſon Leuant, s'il y a de la gelée de
la nuit ſur les arbres, ils ſe trouuent ſujets à
cét accident ; mais au contraire le Soleil ne
venant à donner ſur la ſeconde que ſur les dix
ou onze heures, s'il y a de la gelée de la nuit,
elle ſe fond & ſe diſſoud entieremét auāt que
le Soleil y paroiſſe. Il y a auſſi des terroirs
ſi bruſlans, que la premiere expoſition y eſt
trop chaude, & que les fruits ſouuent par
l'excés de la chaleur, ne peuuent arriuer à
leur iuſte groſſeur. Enfin toutes choſes bien
conſiderées, la premiere eſt meilleure pour
les fruits qui demandent vn tres-grand Soleil, comme les Muſcats & les Peſches ; & la
ſeconde eſt autant à eſtimer pour les Poires.

3. Ces deux expoſitions ſont les meilleures,
non ſeulement à cauſe de la chaleur du Soleil, qui eſt ſans doute la principale raiſon,
mais auſſi parce qu'elles donnent aux Eſpaliers l'abry des vents de Galerne ou du Noit,
ou d'Amont, qui ſont les plus faſcheux pour
la gelée, principalement la Galerne qui ſou-
fle ordinairement au Printemps, & qui eſt
d'autant plus dangereux, qu'il amene ſouuent de la gelée, apres de petites pluyes qui
attendriſſent les arbres, & les rendent bien
plus penetrables & plus aiſez à geler. La
premiere expoſition eſt entierement couuerte de ce vent là, & la ſeconde du Noit.

4. Tous les principaux fruits, & les plus
delicats, comme Peſches, Pauis, bon Chreſtien, Bergamotte, doiuent eſtre mis dans ces

expoſitions. Il y en a d'autres neantmoins
qui ne ſont pas à negliger, & qui peuuent
bien reüſſir pour les fruits plus robuſtes,
comme ſont toutes les Poires d'Eſté, & quel-
ques-vnes d'Hyuer meſme, ce qui ſera expliqué dans le catalogue des fruits.

5. Le lieu eſtant ainſi choiſi, il faut que la
muraille qui doit porter l'Eſpalier, ait douze ou treize pieds de hauteur, afin que l'arbre y puiſſe auoir toute ſon eſtenduë, lors
qu'il ſera à ſa perfection. Elle doit auſſi eſtre
creſpie de plaſtre ou de chaux, non ſeulement pour la rendre plus belle, mais auſſi
pource qu'il s'engendre mille vilennies, li-
maçons, vers, & corruptions dans les murailles qui ne ſont baſties que de terre, & les
lairs, les rats & les ſouris ſe retirent dans les
trous & concauitez qui s'y rencontrent, &
gaſtent bien fort les fruits. Si en baſtiſſant
des murailles on y mettoit des petits os de
mouton en ordre de Quinconce de quatre ou
cinq pouces en carré, qui ne débordaſſent au
deſſus du creſpy que d'vn pouce ſeulement,
cela feroit paliſſer les arbres auec grande facilité, & à bien moins de frais, on peut meſme en ſceler dans les murailles qui ſont deſia
faites, quoy qu'ils ne puiſſent iamais eſtre ſi
bien rangez, que ſi on les mettoit en baſtiſſant la muraille. L'effet de ces os de mouton
ſera expliqué en parlant de la façon auec laquelle on doit paliſſer les Eſpaliers.

6. Ces choſes ainſi faites, il ne reſte plus
qu'à preparer la terre, il y en a qui eſt ſi bonne d'elle-meſme, qu'elle ſemble ne deſirer

B ii

aucun secours estranger, & estre capable de
produire des fruits dans leur excellence, sans
receuoir aucune chose que la culture ordi-
dinaire, & que le labour. Il y en a d'autre
de si mauuaise nature, qu'elle ne peut iamais rien produire de bon, & qu'on est obligé de l'oster entierement pour en mettre de
meilleure en sa place, si on veut auoir des arbres qui reüssissent. Le contenu en cét article
doit estre neantmoins obseruè également en
toute sorte de terre, si ce n'est en celle qui est
si mauuaise, qu'il l'a faut toute oster pour en
apporter d'autre. Mais on ne doit iamais
tant presumer de la bonté de la terre, qu'on
neglige d'y apporter toute la preparation;
car si elle est capable de produire d'elle-mes-
me de tres-beaux fruits, elle en rapportera
encore d'incomparablement plus beaux, si
elle en est secondée, & si elle reçoit tous les
amandemens que l'art & le soin du Iardinier
luy peuuent donner. Il faut donc ouurir vne
tranchée de huit pieds de large, & de trois
pieds de profondeur, & la creuser en glacis
ou talu, du costé de la muraille, afin que cette ouuerture n'apporte point de peril pour
les fondemens de la muraille en tirant la terre, il faut separer la bonne d'auec la mauuaise, afin qu'on ne remplisse la tranchée que
de la bonne, & qu'on n'y iette point la mau-
vaise. Si on pouuoit laisser cette ouuerture
vne année toute entiere sans la remplir, as-
seurement la terre du fonds qui seroit à l'air
durant ce temps-là, & celle qui en auroit esté
tirée en receuroit vn grand auantage pour

les raiſons expliquées au 10. ou 12. article du
chapitre des arbres eſleuez en haute tige.
Mais outré qu'on ne peut que bien difficile-
ment ſe donner cette patience ; il ſeroit à
craindre que pendant ce temps la muraille ne
tombaſt, ou ne receut grand affoibliſſement
des fondemens eſtans preſque tous deſcou-
uerts. La terre ainſi tirée, on doit mettre
dans le fonds de la tranchée vn lict de demy
pied, ou de huit pouces d'eſpais de bon terrau, tiré vn an ou deux auparauant du fonds
d'vne marre ou d'vn eſtang, & bien conſommé depuis ce temps-là, ou du gazon pris
dans quelque chemin herbu, où il n'y ait que
de petites herbes ; & point de Chiendent, ou
autres qui mangent la graiſſe de la terre, qui
eſt demeurée. Ce gazon ne doit eſtre pelé
que de quatre pouces d'épais ; & de cette ſorte il eſt tiré de bonne heure, il eſt excellent
pour les arbres ; car la graiſſe de cette terre
qui eſt demeurée long-temps inutile, monte
touſiours en haut, & y eſt attirée par la chaleur du Soleil, & le peu de nourriture qu'il
faut pour nourrir ces herbes là, ne l'a pas
diſſipée ; en ſorte qu'elle y eſt toute entiere
dans le gazon ; mais il faut le caſſer & ha-
cher dans la tranchée, enſorte qu'il ſoit reduit comme en pouſſiere ; puis on mettra vn
lict de vieil fumier pourry & bien conſommé, de quatre pouces, ou de demy pied d'é-
pais ; & vn autre lict du meilleur de la terre
qu'on aura tirée ; & on laboura ces trois
differens licts là d'vn profond labour, qui
remuë & meſle le tout l'vn parmy l'autre à

la besche, ou pour mieux faire au crochet; en
sorte que toutes ces differentes choses ne fassent plus qu'vn corps ensemble, & par apres
on mettra encore trois differends licts des
mesmes matieres, qui seront labourées encore de la mesme façon, iusques à ce que la
tranchée soit comblée vn demy pied au dessus de la terre de l'allée; parce que la terre
ainsi remuée s'affaisse bien de cette hauteur
là pour le moins, quand l'Hyuer ou les pluyes
ont abbatu ce labour, si on n'a point de terrau ou de gazon, il faut mettre dauantage de
fumier; on peut aussi y mettre des pelures de
berge de quelque fossé vieil, exposé au Soleil
du midy, qui sont ordinairement tres-bon-
nes; des curures de court, & tout ce que les
Iardiniers sçauent, est propre à engraisser la
terre, pourueu qu'il soit bien consommé, &
qu'il n'ait point trop de chaleur; Il sera expliqué dans vn chapitre particulier ce qu'il
y a à obseruer pour le choix des fumiers.

7. Il importe extremément de donner d'a-
bord tous ces amandemens à la terre qu'on
prepare pour des Espaliers, afin que les arbres
estás plantez on n'y mette plus de fumier, ou
au moins de tres-long-temps: Et ainsi lors
qu'ils seront en estat de porter; ce fumier
estant tout consommé, & n'estant plus que
terre, ne donnera pas son mauuais goust aux
fruits qui y viendront; ce qui arriue souuent lors qu'on met beaucoup de fumier aux
arbres qui sont desia venus.

8. Que si on n'auoit pas assez grande abondance de fumier pour fournir à en mettre

grande quantité dans le fond de la tranchée
& dans le premier lict, & beaucoup plus que
dans le deſſus, parce qu'on peut aiſément en
mettre dans le haut de la terre, en labourant
toutes & quantes fois qu'on le voudra; mais
on ne peut pas, les arbres eſtans vne fois
plantez, aller chercher au deſſous de leurs
racines pour y mettre de l'amandement.

9. Il eſt bon de tenir les allées des Eſpaliers
en dos d'Aſne, en ſorte que le milieu ſoit
plus haut que l'Eſpalier, afin que la pluye de
l'allée y coule, & que la graiſſe qu'on y donne y demeure.

10. Cette preparation de la terre eſt principalement pour y receuoir des Poiriers, car
les Peſchers & Abricotiers peuuent ſe paſſer
à moins, & ne demandent pas meſme tant de
fumier; mais il ne faut pas eſpargner pour
ceux-là, non plus que pour les autres, d'ouurir la terre de la meſme largeur & profondeur, quand on deuroit y mettre celle qu'on
auroit tirée toute pure, ſans aucun meſlange dans la tranchée, parce que les racines des
arbres ſe joüent dans cette terre remüée, & y
profitent plus dans vne année, qu'elles ne feroient en d'autres en pluſieurs.

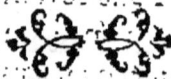

D iij

De ce qu'il faut obſeruer en
plantant les Eſpaliers

1. TOutes les choſes eſtans ainſi diſpo-
ſées, il faut marquer la diſtance qu'on
veut donner aux arbres, laquelle peut eſtre
priſe ſuiuant les differentes eſpeces ; car des
Pruniers, Abricotiers & Peſchers, doiuent
eſtre mis à trois toiſes l'vn de l'autre, parce
que leurs branches s'eſtendent fort ; & des
Poiriers à quinze pieds, ou au moins à deux
toiſes, parce qu'ils ne s'eſtendent pas tant.

2. Il faut faire de petits trous dans la terre, preparez de la ſorte qu'il eſt expliqué dans le chapitre precedent, qui ayent
trois ou quatre pieds de carré, & vn pied de
profondeur, en ſorte qu'il puiſſe tenir aiſément toutes les racines de l'arbre qu'on y
veut mettre ; prendre de vieil fumier extremément pourry, ou du terrau de vieille ton-
che, & le bien meſler auec deux fois autant
de terre, & le mettre partie deſſous, partie
deſſus les racines de l'arbre qu'on poſera vn
demy pied dans la terre, à vn pied du mur, &
en panchant, en ſorte qu'en ſortant de terre,
il ne ſoit qu'à trois pouces du mur ; car pour
bien attacher ſes branches, il ne faut pas qu'il
en ſoit éloigné ; & ſa racine eſtant plus écar-
tée, tire quelque nourriture de la terre qui
ſera entre-deux. Il faut rafraîchir les raci-

nes auec la serpette, de la mesme sorte qu'il
est expliqué dans le treiziéme article du chapitre des grands plants, & laisser tout le plus
de cheuelu qu'on pourra conseruer, & prendre bien garde que les racines soient bien
couuertes de terrau meslé, en sorte qu'il n'y
ait point de vuide, ainsi qu'il est dit cy-de-
uant.

3. Il faut auoir soin que le fumier ne touche point aux racines; car il les échaufferoit
trop, & les feroit peut-estre mourir l'Esté
suiuant, si ce n'est qu'il soit si fort pourry
qu'il ait perdu toute sa chaleur, & qu'il soit
tout reduit en terrau. Il est meilleur d'attendre à tailler les arbres qu'on plante, apres les
grands froids; c'est à dire, au decours de
Ianuier & Feurier, & les mettre d'abord tous
entiers dans la terre, sans rien oster de leurs
branches. Les raisons en sont expliquées dans
le dixiéme article du mesme chapitre des
grands plants.

4. Quand on taille les arbres, il faut les
tailler en pied de Biche, & obseruer que la
taille soit du costé de la muraille, afin que le
Soleil ne donne point dessus; car autrement
il s'y feroit vne iarsure & vne playe qui l'in-
commoderoit beaucoup; ce bois ainsi dé-
couuert doit estre banié auec de la terre franche, ou du foin destrempé & meslé ensemble, ou couuert d'vne certaine gomme de laquelle les Tapissiers se seruent.

5. On ne doit laisser que fort peu de branches aux arbres que l'on plante de la sorte;
car celles qui repousseront seront beaucoup

meilleures, & plus aisées à conduire que celles que l'on oste.

6. On peut planter dès que la Lune de Septembre est passée ; c'est à dire au commencement ou à la my-Octobre ; & il est beaucoup meilleur de planter de bonne heure : si
la terre est trop seiche, & si elle n'est pas encore assez abbreuuée de la pluye, au moins
il faut arrouser tres-abondamment les arbres qu'on auroit si tost mis dans la terre.

7. Il y en a qui observent la Lune pour
planter, & qui croyant que le decours est
plus propre pour cet ouurage que le croissant ; mais l'experience fait connoistre que
cette observation est inutile, à la verité il
vaut toûjours mieux tailler les arbres au decours qu'au croissant ; mais on peut, ainsi
qu'il est desja dit, differer à les tailler long-
temps apres qu'ils sont plantez.

8. On doit choisir soigneusement les especes des fruits qu'on met dans les Espaliers, il
n'y faut mettre que de ceux qui ne peuuent
reüssir ailleurs, ou qui sont si excellens, qu'ô
desire n'en manquer jamais, & d'en auoir
plus beaux ; car ils viennent plus gros & plus
colorez quand ils sont en Espaliers, & chargent asseurément tous les ans. Le bon Chrestien & la Bergamotte sont du nombre des
premiers ; le Rousselet & le petit Muscat,
d'entre les Poires d'Esté ; l'Amadoste, le Portail, le S. Lezin entre les Poires d'Hyuer
sont des seconds. Toutes ces differentes especes seront plus amplement expliquées dans
le memoire des Poires, où l'on verra qu'elle

B vj

ſpece chacune demande, & où on la mettra
pour mieux venir. On remarquera ſeulement, que comme le bon Chreſtien eſt incomparablement plus excellent de toutes les
Poires, tant à cauſe de ſa beauté, qu'à cauſe
qu'elle ſe conſerue plus long-temps ; auſſi on
doit en mettre ſix fois plus dans les Eſpaliers
que de toute autre eſpece.

9. Quant aux fruits à noyau, outre ce qu'il
en ſera dit dans leur catalogue, il faut obſeruer les deux meſmes choſes pour en faire le
choix. Les Abricots ne reüſſiſſent point autrement qu'en Eſpalier : mais quoy que leur
fruit ſoit beau & bon, il ne faut pas neantmoins en mettre beaucoup ; car il vient en
trop grande abondance, & ne dure que fort
peu de temps. Pour les Pruniers, ils viennent fort bien en plain air, & reſiſtent aiſément aux vents & à la gelée : c'eſt pourquoy
il eſt inutile d'employer les places des Eſpaliers pour ces fruits-là, ſi ce n'eſt ſeulement
pour le Perdrigon blanc & rouge, qui eſt plus
delicat que les autres Pruniers, & dont le fruit
auſſi eſt plus eſtimé que de tous les autres.
Les Peſchers deſirent plus qu'aucuns fruits
tous les auantages qui ſe rencontrent dans
les Eſpaliers ; c'eſt à dire vne grande chaleur du Soleil, & vn bon abry contre l'agita-
tion des vents ; ce qui fait qu'il y a fort peu
d'endroits où ils puiſſent venir à leur perfection, s'ils ne ſont adoſſez contre les murailles : & comme leur fruit eſt meilleur pour le
gouſt & pour la beauté, auſſi ils doiuent
remplir vne des principales parties des bons

Espaliers, s'ils ne le composent entierement, car ceux qui ont quantité de murailles
feroient bien de faire vn Espalier tout entier
de Peschers où le Soleil est plus violent, qui
est la premiere exposition marquée au precedent chapitre, & mettre les Poiriers dans la
seconde, puisque les Peschers demandent
vne plus grande distance pour estendre leurs
branches : on peut faire fort aisément &
auec succés vn Espalier de Peschers & de
Muscats de trois pieds de hauteur le long de
la muraille, qui est l'ordinaire des cepts de
vigne, & planter des Peschers de trois pieds
de tige, qui commenceront à étendre leurs
branches au dessus des Muscats ; mais pour
cét effet, il faut choisir des Peschers qui
soient de noyau, ou greffez sur Amandiers
ou Abricotiers de noyau, & non sur Pruniers, parce que les racines des Pruniers incommodent trop leurs voisins, & courent si
tost de tous costez pour y attirer de la nour-
ture, & pour faire sortir de terre de nouueaux Dragons, qui nuiroient beaucoup aux
Muscats qui seroient proche d'eux.

10. Ceux qui ont bien connu la difference
qu'il y a entre les Poiriers greffez sur Coignassiers, & ceux qui sont entez sur des Sau-
vageons, mettent tousiours des premiers dans
leurs Espaliers, car il est certain que les Poiriers sur Coignassier, se palisse bien mieux,
ne pousse pas tant de bois, rapporte vingt fois
plus de fruit, & le nourrit incomparablement plus gros & plus beau, que ne feroit
celuy qui est sur Sauuageon: Et de plus, les

tranchées & la bonne nourriture, qu'on a
donné à la terre, dure bien plus long-temps
pour les Coignassiers que pour les autres,
parce qu'ils n'estendent pas si loin leurs racines, & neantmoins ils attirent pour le
moins autant de nourriture, parce qu'ils
poussent beaucoup plus de chevelu. Il est
vray que le Beuré, l'Orange, le Bezidery &
le Portail, reüssissent assez bien sur le Sauuageon : mais ils sont mieux sur Coignassier. Le Portail, à la verité, n'est pas si as-
pre sur Sauuageon, & a ordinairement meilleur goust. Pour le choix des Coigniers &
des Coignassiers, & leur differente nature.
Il faut voir le chapitre des Pepinieres.

11. On plante quelquefois dans les Espaliers des Coignassiers non encore greffez,
pour les enter par apres sur le lieu ; ce qui se
fait la seconde année au mois d'Aoust en œil
dormant, qui est la meilleure greffe pour les
Coignassiers, de la façon qu'il est dit dans le
chapitre des Pepiniers. En ce cas, il ne faut
point que le Coignassier planté excede la
hauteur de la terre que d'vn pouce ou deux
seulement, parce qu'on doit mettre l'œil dormant sur le nouueau jet, & lors qu'on plante
des arbres tous greffez, il faut bien prendre
garde que la greffe soit toufiours quatre
doigts au dessus de la terre, de peur que l'arbre ne prenne racine du franc, & ainsi il per-
droit les auantages qu'il tire de la racine du
Coignassier, en ayant d'autres qui n'auroient
plus les mesmes qualitez, & qui luy feroient
pousser beaucoup plus de bois que de fruits ;

& cette obseruation doit seruir pour toutes
sortes d'arbres greffez sur le Coignassier, &
pour les Pommiers greffez sur Paradis, qui
sont extrémément sujets à prendre racine du
franc : que si les arbres ont esté plantez d'a-
bord trop auant, en sorte que la greffe soit
couuerte de terre : Il faut auoir soin lors
qu'on leur donne les grands labours au commencement & à la fin de l'Hyuer, de les dé-
chausser pour voir s'ils ne poussent pas quelques filets & petites racines du dessus de la
greffe, & en cas qu'il y en ait, les coupper
tousiours.

12. Ceux qui ne plantent d'abord que des
Coignassiers pour les greffer par apres, peuuent se garentir de l'impatience qu'ils auroient d'attendre si long-temps que leurs
murailles soient couuertes, & que leurs Espaliers leur donnent du fruit, si en éloignant
leurs Coignassiers de quinze pieds l'vn de
l'autre, qui est la distance ordinaire, ils plantent entre-deux vn Pescher qui pousse bien
plus viste, & garnit incontinent la muraille
& de ses feüilles & de son fruit; ainsi on attend facilement que les Poiriers soient en
leurs perfection, en iouïssant cependant des
Peschers, & lors qu'ils y arriuent, les Peschers qui ne durent pas si long-temps, se touchent sur leur retour, & leur quittent aisément tonte la place.

De ce qu'il faut obferuer pour cultiuer les Efpaliers defia plantez.

1. LE principal foin qu'on doit prendre la premiere année que les arbres ont efté plantez, eft qu'ils reprennent bien, & qu'ils pouffent leurs branches auec vigueur; C'eft pourquoy il ne faut pas tant fonger à ofter le fuperflu, qu'à conduire leurs branches dans ce premier commencement, que les garantir du grand hafle, de l'ardeur du Soleil, des herbes qui les offufqueroient, & des autres chofes qui fouuent les font mourir pendant l'Efté, fi le foin du Iardinier ne les en preferue. Si les arbres ne pouffent d'vne tresgrande force: Ie ne voudrois pas toucher à leurs branches dés la premiere année, fi ce n'eft pour les plier tout doucement fans aucune violence, & les plier vn peu à la forme qu'ils doiuent receuoir par apres, quelquefois auffi quand on voit que leurs branches s'éleuent tout droit, & qu'elles font bien vigoureufes: on peut arrefter les extremitez auec l'ongle feulement, afin qu'elles fourchent au deffous, & qu'elles en pouffent pour garnir les deux coftez, mais generalement parlant: il faut obferuer pour les Efpaliers, ce qui eft dit pour les grands arbres dans le troifiéme article de leur chapitre.

1. Le principal foin de celuy qui cultiue
l'Efpalier dans cette premiere année, aprés
qu'il l'aura labouré au commencement de
Mars, doit eſtre de le garantir de la ſeiche-
reſſe, qui quelquesfois eſt grande dans ce
mois-là ; & bien ſouuent le haſle de Mars eſt
plus dangereux que toute la chaleur de l'E-
ſté, parce que les arbres ne ſont pas encore
lors aſſez affermis dans la terre, & ſont d'autant plus ſujets aux accidens qui leurs ſont
contraires, qu'ils ont moins de force pour y
reſiſter. Le remede eſt de mettre à l'entour
de l'arbre quatre pieds en carré ou enuiron,
vn demy pied d'eſpais du fumier qui ne ſoit
pas encore bien pourry par deſſus le labour
frais, cette couuerture conſerue la terre en
meſme eſtat qu'elle la trouuée, & la deffend
bien du haſle ; mais ſi on n'a pas aſſez de fumier pour fournir à tous les arbres, on peut
mettre quantité d'herbes amaſſées, qui n'aiét
point de racines, de peur qu'elles ne repriſ-
ſent ſur la terre, ou bien meſme du foin : Et
au mois de Iuin, il n'y a rien de meilleur
pour cét effet, & pour empeſcher que la
grande chaleur du Soleil ne deſſeiche trop
la terre, que d'y mettre de la feugere qui ſoit
encore bien verte, & qui ne ſoit pas ſeiché :
cette couuerture de la terre luy ſert beaucoup, & pour la deffendre de cette ſeiche-
reſſe, & pour la tenir touſiours ſouple, &
empécher qu'elle ſe batte, s'il arriue de
grandes pluyes. Le fumier fait encore d'a-
vantage, en ce que ſon ſel & ſa greſſe penetre toûjours dans la terre, principalement

lors qu'il vient des pluyes, & ainſi il la rend
feconde de plus en plus.

3. Pour les labours, tous les Arbres, ſoit
qu'ils ſoient nouvellement plantez, ou qu'ils
ſoient plus vieux, en deſirent quatre au
moins l'année. Le premier à la fin de l'Hy-
ver; c'eſt à dire au commencement de Mars,
qui doit eſtre fort profond au mois de May;
aprés vne petite pluye, il ne doit pas eſtre
profond, & ſuffit de demy fer de béche, ſeulement pour y faire mourir l'herbe, & pour
empécher en remuant vn peu le deſſus de la
terre, que la chaleur du Soleil, & le hâ-
le ne la reſſerrent trop : Le troiſiéme au mois
de Iuillet de méme ſorte, & pour les mémes
raiſons : Le quatriéme au mois d'Octobre;
& lors il faut entrer le plus profondement
qu'on peut dans la terre. Voyez le 26. article des grands plants : que ſi la terre pouſſe
de l'herbe en abondance ; comme il arriue
ordinairement en celle qui eſt preparée de
la ſorte qu'on deſire pour les Eſpaliers : il
faut l'oſter & luy donner vn petit labour qui
ne faſſe quaſi que la ratiſſer, toutes les fois
que l'herbe commence à y paroiſtre : car ſur
tout il faut bien prendre garde que la graiſſe
de la terre ne ſe diſſipe point à des productions inutiles, afin qu'elle ſe conſerue toute
pour la nourriture de leurs arbres & de leurs
fruits.

4. La ſeconde année, il faut commencer à
bien plier les arbres, & les tailler en ſorte
qu'il n'y demeure point de branches ſuperfluës, & que toutes celles qui y doiuent de-

nicuter, soient mises dans vn bon ordre.

5. On fait les palissades en trois façons,
ou auec des perches posées en treillis le long
des murailles, ou en attachant les branches
à la muraille auec du cloud & du cuir, ou en
mettant dans les murailles des os de mouton,
& y liant par apres les branches.

6. La premiere façon est la plus ancienne
& la seule qu'on pratiquoit au commencement pour le faire reüssir : Il faut que les
perches soient pressées, & que les ouuertures des treillis n'ayent que demy-pied en
carré tout au plus, & qu'il y ait des crochets
dans la muraille, de quatre pieds en quatre
pieds, & de trois pouces de saillis, & y en
mettre trois rangs dans la hauteur de dix à
douze pieds, pour soustenir & suspendre les
perches en l'air, afin qu'elles n'entrent point
dãs la terre, ou au moins qu'il yen ait peu qui
y entrent ; car de cette sorte ils durent bien
plus long-temps, ce qu'on doit desirer, non
seulement pour espargner la despense, mais
parce qu'il est bien difficile de remettre de
nouueaux bois à vn Espalier, sans que les arbres courent hazard d'estre rompus ou in-
commodez. Il faut choisir des perches de
Chataigner ou d'Aulne, qui soient pelées &
sans escorce ; mesme il seroit bon de les mettre dans l'eau long-temps auant que de l'employer ; car le bois d'Aulne s'endurcit bien
fort quand il a esté trempé, & en dure bien
dauantage : on peut aussi y employer des
Saulx, & de toute autre sorte de bois, pourueu qu'il soit bien droit. On y employe aussi

de grosses lattes de bois de chesnes peintes en verd, & liées de fil de fer.

7. La seconde façon qui se fait auec le cloud & auec le cuir est la plus propre, parce qu'elle ne paroist pas du tout quand l'arbre est reuestu de ses feüilles ; & de plus on peut aisément par ce moyen, mettre les branches iustement au poinct où on les desire, mais on ne s'en peut seruir qu'au murailles qui sont crespies de plastre, parce qu'autrement le cloud n'y peut pas tenir ; & de plus elle couste trois fois plus de temps que les autres : c'est pourquoy elle n'est pas propre pour ceux qui ont quantité d'Espaliers à entretenir.

8. La troisiéme qui se fait auec des os de mouton, seelez dans la muraille, est asseurément la meilleure & la plus commode de toutes, & celle qui couste le moins : mais il faut que les os soient posez fort proches les vns des autres, & qu'ils ne soient éloignez que de quatre à cinq pouces, afin qu'on en rencontre par tout où on voudra attacher les branches, autrement on ne pourroit mettre les arbres en bon ordre : ils doiuent estre posez dans la muraille en ordre de Quinconce, & mis fort auant, en sorte qu'ils ne débordent que d'vn pouce, ou fort peu dauantage : ce qui est suffisant pour attacher la branche auec l'ozier, ou de jonc, ou genest d'Espagne : Il seroit à souhaitter qu'on les posast en bastissant la muraille, car on ne peut pas les arran-

ger si bien quand on les met apres qu'elles
font defia faites. Les petits os de mouton,
comme font ceux qui fe tirent de leurs pieds
font les meilleurs pour cét ouurage. Il y en
a qui fe feruent de petits morceaux de Cor-
noüillers, ou de cœur de Chefne ; mais
les os font toufiours meilleurs, plus vnis
& plus commodes, & couftent moins que
toutes ces autres chofes.

9. Il faut éleuer les arbres que l'on paliffe,
fuiuant la figure d'vne main ouuerte, ou d'vn
éuentail eftendu ; en forte que celuy du milieu foit toufiours plus éleué que les autres,
& celuy-là ne doit iamais eftre plié, mais
bien arrefté par le haut lors qu'il s'éleue trop
de peur qu'en attirant trop de nourriture,
l'arbre ne fe dégarniffe pas par le bas, & ne
pouffe pas affez de branches pour accompa-
gner les coftez : En fuite il faut tirer & eften-
dre les branches qui en fortent, de telle façon
que les extremitez foient toûjours attachées
plus haut que l'endroit d'où elles partent de
l'arbre : c'eft à dire, qu'il ne faut iamais les
faire defcendre en bas, car naturellemét tous
les arbres tendent en haut, & y pouffent leurs
branches ; & fi on les forçoit à retourner
contre terre, cette contrarieté leur nuiroit
extremément. Il faut auffi bien prendre garde que le milieu de la branche ne foit pas
courbé, ce que l'on appelle en dos de chat, en
forte que les deux extremitez foient plus
baffes, & ne point fouffrir que les branches
fe croifent & paffent l'vne par deffus l'autre,

cela se void ordinairement aux Espaliers,
qui ne sont pas tenus auec grand soin, & cependant il est impossible que les arbres puissent réüssir quand on leur donne vne posture
si incommode. Il faut donc que la branche
soit estenduë en droite ligne, depuis la tige
d'où elle part iusques à son extremité, en
montant tousiours vn peu en haut, mais fort
peu, car si elle estoit trop esleuée, le bas de
l'arbre se trouueroit tout dégarny, & tout
dépoüillé.

10. Il faut commencer à palisser les basses
branches à vn demy-pied de terre, & conti-
nuer de la sorte iusques en haut : & afin que
l'arbre se garnisse dés le bas, & pousse des
branches des deux costez, on doit arrester
l'extremité de la greffe en la pinçant auec
l'ongle, aussi-tost qu'elle a poussé trois ou
quatre pouces de haut, comme il sera expliqué en parlant des pepiniers.

11. Pour entendre bien à esleuer vn arbre,
il faut necessairement sçauoir comme il le
faut tailler, & c'est en quoy consiste le principal du soin qu'on doit apporter aux Espaliers. Il faut voir sur ce sujet l'article 30. du
chapitre des grands plants, car quoy que la
taille de ceux-là & des Espaliers, soit differente en beaucoup de choses, elles ont neantmoins quelque raport. Le Iardinier qui sçait
quelle figure son arbre doit auoir, sçait aussi
à peu pres ce qu'il en faut ôster. Premiere-
ment, il ne faut iamais souffrir de branche
sur le dos de l'arbre, c'est à dire par derriere
ny deuant aussi, mais seulement aux costez,

Secondement, il faut oster & arrester toutes les branches qui se dégarnissent, & qui ne sont pas assez fournies de feüilles & de petits branchages dans leur estenduë, car autrement, il se trouue que le milieu de l'arbre est comme sec, & ne se reuestit, ny de feüilles ny de fruits, cette maxime est à obseruer pour toutes sortes d'arbres, mais principalement pour les Peschers, car si on n'y apporte ce soin, bien tost on n'y verra plus ny de fruits ny de feüilles, qu'à l'extremité de leurs branches.

12. La principale taille des arbres doit se faire au decours de la Lune de Ianuier ou de Fevrier, & quand ils sont foibles, il faut tousiours attendre le decours de Fevrier, de crainte que le froid ne les attaque, apres qu'ils ont esté couppez, & mesme, il est meilleur bien souuent d'attendre le decours de Mars, & n'importe de tailler l'arbre quand il seroit desia en fleur.

13. On doit en cette saison oster toutes les branches superfluës, qui nuiroient à la figure de l'arbre, arrester les bonnes qui s'échappent trop, coupper tout le mauuais bois qui est venu de la pousse du mois d'Aoust, qui ne porte iamais de fruit, & ne fait qu'incommoder & charger l'arbre, parce qu'il n'a pas eu assez de chaleur pour se meurir; & comme disent les Iardiniers, il n'est pas assez Aousté. Enfin, à proprement parler, Il n'y a que ce temps là pour tailler les arbres; car pendant le reste de l'année, on ne leur oste pas de branches; mais seulement on les arrê-

ſte, & on empeſche qu'ils n'en pouſſent mal
à propos.

14. Il faut touſiours conſeruer le bois qui
eſt le plus proche à porter du fruit, il ſe connoiſt aiſément quand on a accouſtumé de
voir des arbres : Ceux qui deſirent auoir de
gros fruits, doiuent conſiderer les petites
branches courtes & bien nourries, chargées
de boutons à fleurs, qui ſoient les plus proches du gros de l'arbre, & les rogner en ſorte
qu'on ne leur laiſſe qu'vn ou deux boutons
à fleur, & prendre bien garde qu'il demeure
touſiours quelques boutons à feüilles au de-
là, & à l'extremité de la petite branche
couppée, afin qu'il ſe faſſe vn petit bouquet
de feüilles pour défendre le fruit qui y viendra de l'ardeur du Soleil, & pour empeſcher que la branche ne ſe deſſeiche. Cette
petite taille fait que la ſeue qui ſe partage-
roit en pluſieurs boutons, ſe jette ſeulement
ſur ceux qui reſtent ; mais il faut encore
prendre garde, que comme ordinairement
il y a pluſieurs fleurs à chaque bouton, ſouuent auſſi il y demeure pluſieurs poires :
c'eſt pourquoy pour les auoir fort belles, il
faut oſter la pluralité, & n'en laiſſer qu'vne
ou deux au plus.

15. Quoy qu'on ait taillé les arbres en la
ſaiſon que l'on a dit, il ne faut pas laiſſer
d'auoir ſoin de les arreſter au decours de
May & de Iuin, car il faut touſiours obſeruer le decours pour cét ouurage ; c'eſt pour
faire que l'arbre ſe fourche en pluſieurs petites branches, & empeſcher qu'il ne ſe deſ-

garniſſe,

garniſſe: & outre que cela conſerue ſa beauté, cela contribuë auſſi à luy faire porter
beaucoup de fruit, car ce ſont ces petites
branches-là qui en ſont ordinairement chargées. Les Peſchers & les Abricotiers veulent eſtre rognez plus ſouvent, & preſque à
tous les decours de Lune pendant l'Eſté, &
tant qu'ils ont de la ſeue & qu'ils pouſſent:
car il faut bien prendre garde de ne plus toucher aux arbres auant l'hyuer quãd leur ſeue
eſt arreſtée, ou qu'il ne leur en reſte plus gueres, d'autant qu'ils ne peuvent plus recouvrir la playe qu'on leur fait, & les injures du
temps, & la rigueur de l'Hyuer mortifient
cét endroit, en ſorte qu'on eſt obligé peu
apres de coupper toute la branche. Les Poiriers greffez ſur ſauvageon, & non ſur Coignaſſiers, veulent eſtre rognez auſſi ſouvent
que les Peſchers & Abricotiers, autrement
ils ne pouſſent que du bois, & ne rapportent
point de fruit.

16. L'abondance qu'on recherche en toute
choſe, nuit extremément aux Eſpaliers, parce qu'elle leur eſt trop ordinaire & trop ex-
ceſſiue, ſi on n'y prend garde, c'eſt pourquoy
on ne peut conſeruer long-temps les arbres,
ny en retirer de beaux fruits, ſi on n'a ſoin
d'en tirer quantité auſſi-toſt qu'ils ſont
noüées, & auant qu'ils ayent pris beaucoup
de nourriture de l'arbre, & luy en faut toûjours laiſſer vn peu moins qu'il n'en peut
nourrir, afin qu'il ne s'en trouve point chargé, & qu'il ne diſſipe pas toutes ſes forces à
cette production. Cette regle doit ſeruir

C

principalement pour les arbres qui rapportent de gros fruits, comme le bon Chreſtien
& la Bergamotte; mais il faut faire choix
des fruits qu'on oſte, & de ceux qu'on laiſſe,
il n'en faut iamais ſouffrir aux extremitez
des branches, non pas meſme des bouttons à
fleur, car ils ne reüſſiſſent iamais en cét endroit; & quoy qu'ils ne viennent pas à leur
iuſte groſſeur, neantmoins ils entamment
entierement la branche, & l'empeſchent de
prendre la nourriture; on doit touſiours laiſſer le fruit le plus prés des groſſes branches,
& du tronc de l'arbre.

17. Quand on décharge l'arbre de la trop
grande quantité de ſes fruits, il ne faut pas
les arracher, ny les détacher auec la main,
parce qu'en ce faiſant on donneroit ouver-
ture à la branche, par l'endroit auquel la
quenë eſt attachée, & ainſi on fait euaporer
la ſeve, qui eſt cauſe que ſouvent les fruits
voiſins ſe deſſeichent, ou au moins qu'ils ne
viennent pas à leur iuſte groſſeur, mais il
faut coupper la queuë le plus loin de l'arbre
que l'on pourra, ce qui ſe fait commodément auec des ciſeaux.

18. Ces remarques ſeruent principalement
pour les Poires, neantmoins les Peſchers
veulent auſſi eſtre déchargez d'vne partie
de leurs fruits, afin qu'ils ſoient plus beaux,
& que l'arbre en dure d'auantage.

19. On ne doit point épargner le fumier,
ny tous les autres amandemens neceſſaires
pour bien engraiſſer la terre lors qu'on plante les arbres, car il eſt à ſouhaitter qu'elle

soit en tel estat, qu'elle ait plus besoin de ce
secours lors que les arbres rapportent du
fruit, estant impossible que le mélange de ce
corps estranger, n'imprime tousiours quelque mauvais goust dans les fruits, ou au
moins qu'il ne diminuë la bonne saueur de
la terre, & ne les rende plus fades, mais quã
le fumier est bien consommé par le temps &
par les labours frequens, il prend luy-mef-
me la qualité de la terre, & luy laisse feulement son sel & sa graisse, en forte que la
bonté du fruit n'en reçoit aucune diminü-
tion ; c'est pourquoy il faut auoir grand soin
de conseruer cette graisse, & ne point souffrir qu'elle soit employée à des productions
inutiles, afin qu'on ne soit pas obligé d'en
mettre par apres. On ne doit iamais planter
de bonnes herbes, ny en souffrir croistre de
mauvaises proche des arbres, il les faut toûjours oster, afin que la terre ne trauaille que
pour eux. De cette forte il ne sera pas ne-
cessaire de remettre de long-temps du fumier, quand la terre a esté vne fois engraif-
fée, si ce n'est qu'elle soit si brûlante, qu'elle
consomme en peu de temps tous ces amandemens, car on void qu'elle n'en conserue
plus dauantage, & que les fruits n'ont plus
leur grosseur ordinaire, ny les arbres leur
premiere vigueur, il faut bien necessairement luy en donner encore.

26. Quand on void vn arbre languir, &
que les feüilles jaunissent, & n'ont pas leur
verdeur ordinaire ; il est bon au commencement de l'Hyuer apres l'auoir bien labouré,

de mettre du fumier de pigeon de deux ou
trois doigts d'épais ſur la terre, quatre pieds
à l'entour, & le laiſſer ainſi tout l'Hyuer
pour y paſſer ſa force & ſa trop grande chaleur, & puis en labourant l'arbre apres l'Hyuer on le met dans la terre, & cela luy donne vne nouvelle vigueur. Il eſt auſſi fort bon
d'y mettre quantité de fumier de cochon,
mais pour celuy-là, il le faut enterrer, & ne
le pas laiſſer ſur la terre ; parce qu'il n'a pas
trop de chaleur, & qu'au contraire il eſt le
plus froid de tous les fumiers. Souvent on
découvre vne partie des racines de l'arbre
malade, & on les rogne bien proprement
auec la ſerpette, pour l'obliger à pouſſer de
nouveaux cheuelus, & reprendre ainſi de
nouvelles forces. En ce cas il faut recouvrir
toutes les racines de bon terrau bien conſommé, & de vieil fumier de couche bien
mélé auec la terre, & prendre garde de ne
pas trop éuenter la racine de l'arbre, de
crainte de le perdre entierement en penſant
le ſecourir.

Des Eſpaliers en plain air, ou
en haye d'appuy.

TOut ce qui a eſté dit des Eſpaliers contre les murailles, peut eſtre obſervé
pour les Eſpaliers en plain air, car ils deſirent la meſme preparation de la terre, la

mefme maniere de planter, la mefme façon
de les tailler, & la mefme eftenduë des arbres. Ils n'ont pas l'auantage de la muraille qui augmente beaucoup la chaleur du Soleil, & qui garentit de la violence des vents;
mais s'ils ne font pas tant à l'abry que les
premiers, au moins ils le font plus que les
grands arbres, & mefme que les arbres en
buiffon, parce que les perches aufquelles ils
font attachez les tiennent en eftat, & empef-
-chent que les vents ne les agitent : c'eft
pourquoy les grands fruits qui y viennent,
font plus en feureté que dans les autres arbres ; de plus, comme on met ordinairement
cette forte de plants le long des allées des
Efpaliers qui font contre les murailles (ce
qu'on appelle en contre-Efpalier) ils par-
ticipent toufiours aux aduantages de ceux
qui font contre les murailles : c'eft pourquoy les fruits delicats y reüffiffent fort
bien, excepté le Bergamotte, & quelques
Pauis des plus difficiles, qui veulent toûjours eftre appuyez contre vne muraille :
Cette forte de paliffade ne peut eftre faite
qu'auec des perches, de la forte qu'il eft dit
au 6. article du chapitre des Efpaliers. La
mefme diftance doit eftre obferuée pour
planter les arbres de cette forte, foit à noyau
ou à pepins, que pour les Efpaliers contre les
murailles: & pour les Poiriers, il vaut beaucoup mieux y en mettre de greffez fur Coignaffier que d'autres.

Des arbres en Buisson.

CEtte forte d'arbres coufte beaucoup moins que les deux precedentes, & neantmoins les fruits ne laiffent pas d'y reüffir fort bien, fi vous exceptez quelques-vns des plus delicats.

Les Poiriers y viennent aifément, pour-veu qu'ils foient greffez fur Coignaffier, car pour les autres, il eft difficile de les tenir dans cette taille, à caufe qu'ils pouffent trop de bois, & plus vous leur en oftez, plus ils en repouffent, outre que comme leur naturel eft d'eftre éleuez, ils ne portent iamais de fruits fi on les contraint à vne autre figure. Il les faut tailler en mefme faifon que les Efpa-liers, leur forme doit eftre ronde, il faut leur ofter les branches qui croiffent fur les autres, ne leur pas laiffer trop de bois, prendre gar-de que les branches ne fe portent trop d'om-brage les vnes aux autres, & qu'elles ne foient trop épaiffes, principalement dans le dedans de l'arbre, qu'il faut toufiours dé-charger de bois, parce qu'il eft inutile en cét endroit, & ne rapporte prefque iamais de fruit. Les Poiriers de cette forte doiuét eftre mis de douze pieds en douze pieds, on les peut mettre dans les contre-Efpaliers, ou dans les potagers, au lieu de paliffades, ou en faire des plants entiers en Quinconce dans cette mefme diftance. Les Abricotiers ne

doiuent point estre mis de cette sorte ; car
outre qu'ils n'y trouuent point assez d'abry,
leurs arbres ne veulent point estre assujettis
à cette figure. Les Peschers y viennent mieux,
neantmoins ils s'étendent trop, & poussent
du bois si abondamment, qu'il vaut mieux
les laisser en leur liberté aux endroits où ils
peuuent reüssir en plain air.

Les Ceriziers & les Pruniers sont fort
agreables, & rapportent fort bien en buisson ; mais il les faut mettre de trois toises en
trois toises, car ils poussent leurs branches
fort loin, & étendent autant leur teste qu'ils
forment tout contre la terre, que s'ils estoient éleuez en haute tige.

Le Prunier souffre plus aisément qu'on le
taille, & qu'on luy oste du bois superflu, que
le Cerizier, auquel neantmoins il est bon
d'en oster vn peu dans le milieu de l'arbre,
quand il est trop épais, pour luy faire prendre cette figure ; il faut arrester les greffes
de bonne heure, aussi tost qu'ils les ont pous-
fées la longueur de trois ou quatre poulces, &
les faire brancher tout contre terre. Le Cé-
rizier ne veut pas estre taillé si souuent que
le Prunier, & il suffit de luy oster du bois
dans le milieu de l'arbre, quand on voit qu'il
est trop épais. Les Pommiers sont aussi fort
bien en buisson, quand ils sont greffez sur
Paradis ; mais ceux qui sont entez sur des
sauuageons ordinaires, veulent estre éleuez
en tige, & venir en grands arbres, pour ceux
qui viennent sur Paradis, ils poussent fort
peu de bois, & neantmoins se chargent ex-

trémément de fruits, il faut les mettre de
toiſe en toiſe, ou au plus de ſept pieds en
ſept pieds, ſi on veut bien employer la terre:
car ils ne demandent plus grande eſtenduë
que cét eſpace-là : ils ne veulent preſque
point eſtre taillez, parce qu'ils ne pouſſent
pas plus de bois qu'il ne leur en eſt neceſſaire pour porter du fruit.

Pour tout le reſte, c'eſt à dire, pour planter, labourer & cultiuer les arbres en buiſſon, il faut obſeruer les meſmes regles, ou à
peu pres que pour les Eſpaliers.

Des fumiers.

OVtre les obſeruations precedentes qui
ont eſté faites aux Chapitres pour fu-
mer les arbres, & pour connoiſtre la terre
dans laquelle ils ſont plantez, il eſt bon de
remarquer quelque choſe en general tou-
chant la nature des fumiers, & leurs differentes qualitez.

Le fumier de vache bien pourry eſt le meilleur de tous pour les arbres, parce qu'il dure
plus long-temps qu'aucun autre, & qu'il n'a
pas trop de chaleur; c'eſt pourquoy on doit
l'enterrer au commencement de l'Hyuer en
labourant la terre.

Celuy de mouton eſt plus chaud, & n'eſt
ſi propre pour les terroirs qui ſont ſecs &
brûlans, s'il n'eſt bien conſommé; faut l'en-

terrer dans la terre en la mesme saison.

Celuy de cheual est encore plus brûlant, & n'est gueres propre que pour les lieux qui sont humides, car en ces endroits il vaut mieux que tous les autres : Il est vray que quand il est bien fort consommé & pourry, on le peut mettre par tout ; mais generalement parlant, il est plus propre pour les herbes potageres & pour les legumes, que pour les arbres : Il est meilleur de le mettre sur la terre au commencement de l'Hyuer, afin que les pluyes & les gelées le pourrissent, & luy fassent perdre sa trop grande chaleui; & puis au Printemps on le met dans la terre , lors qu'on luy donne le premier labour.

Le fumier de cochon est plus frais qu'aucun autre, & est tres-propre pour les arbres, principalement quand le terroir est brûlant, & sujei à vne trop grande chaleur : Il doit tousiours estre enterré , & non pas estre mis au dessus de la terre, & comme il n'a pas trop de chaleur, on peut l'employer aussi bien au Printemps qu'au commencemét de l'Hyuer.

Celuy de Pigeon est le plus violent , & le pluschaud de tous; mais quand son ardeur est éteinte, il fait merueille pour réveiller la vigueur d'vn arbre, & pour luy donner de belles verdures ; on ne le doit iamais enterrer qu'il n'ait esté long-temps à la pluye & à la gelée, & pour bien faire il faut tousiours l'étendre sur la terre, au commencemét de l'Hyuer , & ne l'enterrer qu'au Printemps; mais comme son effet est prompt, aussi sa force ne dure pas long-temps : car il n'y a

pas de fumier qui s'aneantiſſe ſi-toſt dans la
terre que celuy-là, & vn ou deux apres qu'il
aura eſté employé, la terre n'en reçoit plus
aucun auantage.

Des animaux qui nuiſent aux arbres & aux fruits.

Enſemble de pluſieurs accidens qui leurs ſont contraires.

1. CE n'eſt pas aſſez de donner vne bonne place à vn arbre, & de le bien cultiuer quand il eſt planté, il faut encore le
preſeruer de pluſieurs accidens auſquels il eſt
ſujet, & le défendre de mille petits ennemis
qui l'attaquent: Les Chenilles, les Hannetons, les Cantarides, les Fourmis, & quantité d'autres ſortes d'animaux leur déclarent
la guerre par dehors auec des armes inom-
brables: les Taupes, les Mulots & certains
Vers blancs qui mangent les racines, les per-
ſecutent au dedans de la terre. Il y a meſme
de certains Vers qui ſe forment dans la propre ſubſtance de l'arbre, & dans l'endroit auquel toute ſa vie eſt renfermée, qui eſt entre
le bois & l'écorce, qui fait deſſecher les
branches, & peu à peu le détruit entierement ſi on n'y remedie. De plus, les Lairs,

Rats, les Quespes, veulent auſſi profiter de
leurs dépoüilles, & dévorent & corrompent
en peu de temps les fruits pour leſquels le
Iardinier a trauaillé tout le long de l'année.
Voicy les remedes qu'on doit apporter contre toutes ces differentes ſortes de beſtes vi-
uantes.

2. Pour les Chenilles, il faut prendre grand
ſoin tout le long de l'Hyuer d'oſter tous les
fourreaux qui ſont attachez aux arbres, dans
leſquels la graine de cette dangereuſe vermine eſt cachée; mais il ne ſuffit pas d'éplucher
ainſi les arbres fruitiers, & ceux ſur leſquels
principalement s'étend le ſoin du Iardinier:
Il faut coupper toutes les hayes & les branches des autres arbres qui ſe trouueront à
plus de deux ou trois toiſes à l'entour; car
autrement leur voiſinage ne tardéroit gueres
à infecter les fruits de cette miſerable peſte,
auſſi-toſt qu'ils viendront à éclore. Il faut
auſſi prendre ſoin de brûler tous ces fourreaux, car il ne ſuffit pas de les couper & les
laiſſer ſur la terre, où ils germeroient auſſi
bien que ſur les branches des arbres. Il y en
a d'vne certaine eſpece qui viennent des petits Anneaux qui ſe forment à l'entour des
petites branches des arbres, & qui ſont d'autant plus difficiles à oſter, qu'elles ſont prefque inuiſibles iuſques à ce qu'elles ſoient eſ-
cloſes: C'eſt lors qu'il les faut auſſi bien oſter
que celles qui s'engendrent ſubitement de
l'impreſſion de l'air quand la fraiſcheur du
ſoir & du matin les obligent à s'amonceler,
& de ſe mettre toutes enſemble: On dit, que

quand on lie vn arbre de Seigle verd, ou que l'on lie meſme des branches de Sureau ou d'Hieble, parmy celles de l'arbre, que les Chenilles n'en approchent plus. Quelques-vns auſſi arrouſent les branches & les feüilles de l'arbre, auec de l'eau en laquelle on aura infuſé du Salpétre, ou mis tremper de la Ruë concaſſée pour faire mourir cette vermine.

3. Pour les Hannetons, ſi on ne veut auoir la patience d'attendre que la premiere plúye qui viendra en abondance, il ne faut que ſecoüer les arbres auſquels ils ſont attachez, & les faire tomber par terre pour les écrazer.

4. Les Cantarides peuvent eſtre exterminez de meſme façon, ou bien ſi vous arrouſez les branches ou arbres ſur leſquels elle ſont, d'eau boüillie auec de la Sauge, ou de la Ruë, & refroidie, cela les fait mourrir : On dit auſſi que les Roziers en garentiſſent leur voiſinage, & qu'elles ne ſe mettent iamais dans la paliſſade où on en a planté.

5. Pour les Fourmis, le ſon des ſçieures d'aix broyé, délié, épandu à l'entour de l'arbre qu'ils gaſtent par leur frequentation, leur en empeſche entierement l'accés, parce que ces petites beſtes n'ozent paſſer par deſſus cette poudre qu'elles ſentent mouvoir ſous elles. Vne ligne vn peu large tirée tout à l'entour de l'arbre, auec du charbon de terre fait la meſme choſe, parce qu'elles n'ont pas de priſe pour monter ſur l'arbre, par cét endroit que le charbon de terre rend

tout lice ; vn cercle de glu les empefche auffi
d'y monter.

6. Pour les Taupes & les Mulots, le Iardinier doit auoir foin de les prendre auec de
certains engins de bois que l'on fait exprés
pour ce fujet. On dit auffi qu'vn certain
fimple nommé *Horty palma*, a la proprieté de
chaffer les Taupes des lieux où on la plante.

7. Les branches d'Hiebles fraifchement
cüeillies & mélées auec celles de l'arbre,
empefchent que les Lairs & les Rats n'en
approchent.

Des Pepinieres.

1. CEux qui font curieux des plants, doï-
vent prendre foin de bonne heure d'é-
leuer de grandes & amples Pepinieres de
toutes fortes de fruits, parce qu'on eft beaucoup plus affeuré de la bonté des arbres, &
des efpeces que l'on defire lors qu'on les
prend chez foy, que quand il les faut chercher ailleurs ; & outre ce, il eft bien plus
auantageux d'eftre en eftat d'en faire largeffe
à ceux qui en ont befoin, que d'eftre obligé
d'en achepter pour foy-mefme.

2. Les Pepinieres femblent eftre principalement pour les fruits à pepins dont elles tirent leur nom, neantmoins fous ce mot on
comprend toutes fortes de jeunes arbres
qu'on éleue en quelque façon que ce foit
pour replanter par apres en quelques autres
endroits.

3. Pour faire vne bonne Pepiniere de Poiriers & Pommiers : il faut vne terre qui soit fort douce, afin que les racines la puissent penetrer facilement, & y pousser beaucoup de cheuelu, & faire des rigoles d'vn fer de besche seulement, de trois pieds en trois pieds, & y planter au mois de Nouembre, par vn beau temps, du petit plant de Poirier & Pommier, bien choisi, de belle venuë, & qui soit leué d'vne année seulement, ou de deux au plus, & mettre ces petits pepins de sept à huit poulces l'vn de l'autre dans les rigoles, & prendre garde de ne les pas poser plus auant dans la terre, qu'ils estoient au lieu d'où on les a tiré, leur coupper la moitié de la racine en les plantant, & ne les point rogner par le haut, qu'apres l'Hyuer : & puis apres auoir bien garny les racines de terre menuë & legere, & remply les rigoles : il faut les motter de terre bien proprement le long des rangées ; en sorte qu'on ne voye presque point le pepin, & apres l'Hyuer, au mois d'Auril, lors qu'ils commencent à pousser ; il les faut emonder auec les doigts ; & n'y laisser qu'vn seul bourgeon.

4. Enuiron trois semaines auant la S. Iean, lors que la feugere est encore tendre ; il est fort bon d'en mettre de toute fraische, & nouuellement cueillie à l'entour des rangées, en mesme temps qu'on les aura labourées, pour conseruer la fraischeur de la terre, & pour empescher que la chaleur de l'Esté n'incommode ces petits arbrisseaux qui n'ont pas encore de la force de se défendre ; mais

en labourant, il faut bien prendre garde
de ne pas toucher aux racines; C'eſt pourquoy il ſuffit de donner vn demy fer de beſche au labour proche des rangées, pourueu
qu'au milieu on donne la profondeur ordinaire quand l'Hyuer ſera venu; il faudra enterrer cette feugere au milieu des rigoles,
afin qu'elle s'y conſomme, & déchauſſer les
arbres en oſtant vne partie de la terre, dont
on les auoit buttez; en ſorte neantmoins
qu'il en demeure encore vn peu au deſſus de
la hauteur ordinaire de la terre, pour défendre les arbres contre la gelée de l'Hy-
ver.

5. Il faut prendre le premier beau temps
du mois de Mars de l'année ſuiuante, pour
labourer cette meſme pepiniere; & en labourant on couppera auec la beſche la feugere
enterrée au commencement de l'Hyuer, &
qui ſera à demy pourrie, dont on rehauſſera
les arbres, en la mélant auec la terre; & on
les buttera encore de la meſme ſorte, & de la
meſme maniere qu'on a fait en les plantant;
on doit continüer de renouveller cette façon
deux ou trois fois de ſuitte, iuſques à ce que
les arbres ſoient aſſez forts pour eſtre greffez.

6. A meſure que le pepin croiſt, il faut net-
toyer toutes les petites branches qu'il jette
iuſques à la hauteur de demy pied de terre,
pour tenir la place nette, où on doit poſer la
greffe; mais il ne faut rien coupper plus haut,
ny émonder le ſauvageon en aucune façon;
car cela ne ſeruiroit de rien, puis qu'il n'im-

porte pas de quelle forte vienne ce bois qui
fera couppé lors qu'on greffera l'arbre, & cela nuiroit beaucoup à fa croiffance ; car la feue s'éuapore par les ouvertures qu'on fait en couppant les petites branches, & la fub-ftance des arbres qui eft encore fort foible, fe diffipe au lieu de fe conferuer & fe fortifier.

7. Si les pepins font plantez en bonne ter-re, & cultiuez de la forte ; ils feront bons à greffer la quatriéme année, & lors il faut obferuer de ne mettre qu'vne greffe à chaque pied, quelques gros qu'ils puiffent eftre ; & cette greffe doit eftre proportionnée à la groffeur du fauvageon, & eftre choifie plus ou moins groffe fuiuant fa force.

8. Il faut coupper les fauvageons que l'on greffe en pied de Bifche, parce que de cette forte l'arbre reprend mieux fon écorce, & & le recouvre plûtoft.

9. On doit obferuer de mettre toufiours le dos de la couppure de l'arbre au Midy, afin que le Soleil ne donne pas à plomb def-fus, & ny faffe point gerfure : C'eft pour-quoy il faut auffi bien prendre garde que la Bauge qu'on met deffus, qu'on appelle Ma-rotte, ne fe défaffe, & ne laiffe l'arbre dé-couvert. Cette maxime eft toufiours à obfer-ver en toutes fortes d'arbres que l'on taille.

10. Comme la greffe en fente eft la meil-leure, & la plus ordinaire pour les arbres qui s'éleuent en tige, auffi on ne confidere que celle-là pour cette forte de Pepinieres : ce n'eft pas que l'œil dormant n'y puiffe pas reüffir, principalement pour les Poiriers ;

mais il eſt plus propre pour les fruit a noyau,
& pour les Coignaſſiers que pour les Poiriers & Pommiers ſur pepin; & les Pommiers
ſont fort lents à venir, quand on les ente de
cette façon.

11. Il n'y a preſque aucune ſaiſon de l'année dans laquelle on ne puiſſe greffer, car
tout le long de l'Eſté on peut Eſcuſſonner,
& en l'Automne & pendant l'Hyuer on peut
greffer en fente, neantmoins la meilleure
ſaiſon pour greffer de cette ſorte, & la plus
aſſeurée, eſt au mois de Mars, au decours de
la Lune; & pour cüeillir les greffes, on le peut
faire indifferemment en decours ou en croiſ-
ſant.

12. On doit touſiours choiſir les greffes ſur
de bons arbres, & qui ſoient en leur année
de rapport; c'eſt à dire, qu'ils ayent beaucoup de boutons à fleur, car l'arbre que vous
greffez, tiendra touſiours de l'eſtat auquel
eſtoit l'arbre dont vous luy auez donné la
greffe lors que vous l'auez cueillie, & rapportera ordinairement beaucoup de fruits, ſi
cét arbre qui luy donne toute ſa nature eſtoit
lors bien chargé; comme au contraire il de-
meurera ſterile, & ne rapportera du fruit
que fort rarement, ſi ce meſme arbre eſtoit
lors en ſon année de repos.

13. Lors que la greffe commence à pouſſer,
il la faut ébourgeonner auec les doigts, en
ſorte qu'il n'y demeure qu'vn bourgeon, afin
qu'il ne ſe faſſe point de fourche, & que toute
la force de l'arbre s'employe à la branche
qu'õ veut conſeruer; mais apres cela, il ne faut

point emonder ny rien coupper à l'arbre,
quelques branches qu'il pousse, iusques à la
troisiéme année; & lors non seulement, il
faudra oster les inutiles, & conduire l'arbre
en l'estat auquel il doit estre; cela s'entend
pour les arbres qu'on éleue en pied droit.

14. Les Pommiers doiuent estre séparez
des Poiriers dans les Pepinieres, & pour obseruer vn bon ordre, on doit distinguer les
differents fruits qui seront entez par les differentes rangées des arbres: dans le chapitre suiuant il sera parlé des differentes sortes
de fruits, & du choix qu'on y doit apporter.

15. On peut aussi greffer de la même façon,
& en gardant les mesmes regles des Pommiers francs de toutes especes, sur de petits
Pommiers de Paradis, pour en faire apres
des buissons qui reüssissent fort bien, & rapportent quantité de fruits: mais comme cette espece de sauvageon pousse fort peu de
bois. Si ceux qu'on met en Pepinieres ont
déja quelque petite grosseur, il ne faut pas
les rogner bas, & il faut conseruer vn demy
pied ou enuiron de hauteur, afin que l'arbre
ayant poussé on puisse mettre la greffe sur ce
vieil bois: car si on est obligé d'attendre que
le nouveau qu'il poussera soit assez gros pour
porter la greffe, on attendra long-temps. Il
faut aussi prendre garde de ne pas greffer trop
bas, de peur que l'arbre ne prenne racine du
dessus de la greffe, à quoy les Pommiers sont
fort sujets; car en ce cas, ce ne seroit plus vn
arbre nain, & il prendroit la nature & la forme d'vn Pommier ordinaire.

16. Il faut obseruer toutes les mesmes regles pour les Abricotiers, Pruniers, Pefchers
& Ceriziers, quand on les greffe en fente
pour les éleuer en grands arbres, excepté
qu'il faut obseruer à greffer plûtost, & dés le
decours de la Lune de Ianuier ou Feurier :
Il est vray que la plufpart de ces fruits-là,
particulierement les Pefchers, ayment beaucoup mieux l'Efcuffon en œil dormant, que
fi on les veut conduire en Efpaliers ou en
Buiffons, il faut garder les regles qui sont
données pour les Poiriers de la mefme forte.

17. L'Efcuffon en œil dormant est propre
pour tous les fruits à noyau ; mais à la verité
moins pour les Ceriziers que pour les autres,
parce qu'ils jettent ordinairement beaucoup
de gomme, par l'endroit qui est ouvert pour
y inferer l'Efcuffon ; & cette gomme empefche que l'œil ne puiffe poufler au Printemps :
c'est pourquoy il vaut mieux Efcuffonner
les Ceriziers au decours de May ou de Iuin,
parce que l'Efcuffon fait en ce temps-là,
poufle auffi-toft qu'il est fait ; on se peut
feruir auffi pour les autres fruits de cét Efcuffon, mais auec moins de fuccés, & de cette forte il faut coupper l'arbre en mefme
temps qu'on l'Efcuffonne ; Ceux qui Efcuf-
fonnent en œil dormant, doiuent prendre
garde de ne mettre iamais deux greffes vis-
à-vis l'vne de l'autre, des deux coftez de
l'arbre, parce qu'on ne pourroit pas par
apres coupper aisément le fauvageon, quand
les greffes auroient poufées, & il demeure-
roit toufiours de fon bois entre les deux :

C'eſt pourquoy il faut mettre touſiours les greffez en telle ſorte, que l'vne ſoit touſiours plus haute, & l'autre plus baſſe.

18. Quand on a Eſcuſſonné vn arbre en œil dormant, il ne faut rien y coupper iuſques à ce que l'Hyuer ſoit paſſé, & quand au renouveau l'œil de la greffe commencera à pouſſer, il faut coupper le ſauvageon deux ou trois pouces au deſſus, & non plus prés, de peur d'alterer la greffe; & l'année ſuivante, quand la greffe eſt bien repriſe, on couppe ce bois-là tout proche.

19. L'Eſcuſſon en œil dormant ſe fait toûjours ès decours, ou en celuy de Iuillet, ou meſme quelques-fois en celuy de Iuin, s'il eſt bien auancé dans le mois de Iuillet; car il faut touſiours Eſcuſſonner de cette ſorte, ou à la fin de Iuillet, ou au commencement d'Aouſt.

20. Si on voit que l'œil de l'Eſcuſſon veüille pouſſer auant l'Hyuer, on peut l'empeſcher en déliant de bonne heure la branche Eſcuſſonnée.

21. La laine vaut beaucoup mieux que la filaſſe pour faire le lien de l'Eſcuſſon, parce qu'elle ne ſerre pas tant l'arbre, & qu'elle s'étend à meſure que la branche s'enfle.

22. Les Cerizier reüſſiſſent fort bien greffez en fente & en eſcuſſon à la S. Iean, ſur des Meriziers rouges, car les Meriziers noirs n'ont pas la ſeue ſi bonne, & viennent mieux de cette ſorte, que ſi on les greffe ſur des Ceriziers de racine, particulierement quand on veut les éleuer en grands arbres: il en eſt de

mesme des Bigarotiers & Griotiers , &
quand on veut les tenir en buisson , il faut
auoir soin de les greffer fort bas , & d'arrester la greffe au mesme temps qu'elle commencera à pousser ; afin qu'elle branche , &
que l'arbre fasse sa teste dés de bas.

23. Les Ceriziers precoces , pour estre fort
hâtifs veulent estre greffez sur des Ceriziers
de racine , qui soient aussi de nature hastiue:
car ils ne s'avancent pas tant quand ils sont
sur des Meriziers.

24. Les Abricotiers se greffent sur les Abricotiers de noyau, sur les Pruniers, Peschers &
Amandiers, & reüssissent bien en toutes sortes de greffes. Il y en a qui disent qu'ils prennent aussi sur le Meurier , & qu'ils ne sont
point sujets à la gelée, quand ils sont greffez
sur cét arbre , de sa nature extrémement tardif, & qui ne pousse point qu'apres les gelées.
Il est difficile à croire que ces deux seues si
differentes , puissent se rencontrer & se méler ensemble ; & plusieurs qui y ont essayé
n'y ont pas reüssi.

25. Le Pescher veut estre greffé sur le Prunier ou sur le Pescher de noyau , ou sur l'A-
mandier, ou sur l'Abricotier ; il aime principalement l'œil dormant, on l'éleue aussi fort
bien de noyau , & il y a certaines especes ;
comme les Pesches de Pau, & beaucoup d'autres qui reüssissent pour le moins aussi bien
venuës de noyau , que si elles estoient gref-
fées. Ceux qui sont sur le Prunier viennent
fort bien, mais la racine de Prunier est incommode pour le voisinage, par qu'elle mange beaucoup de terre, & pousse des rejetto

de tous coſtez, ils durent plus long-temps
que ſur le Peſcher: pour ceux qui ſont ſur
l'Amandier, ils durent auſſi long-temps, &
dans le terroir ſablonneux, ils valent mieux
que tous les autres; mais ils ont grande peine
à reprendre quand ils ſont tranſplantez d'vn
lieu en vn autre: C'eſt pourquoy il eſt plus
à propos de ſemer des amandes, au lieu méme où on en voudra conſeruer les arbres
pour les greffer par apres, que de les mettre
en Pepiniere pour les tranſplanter par aprés.
Ceux qui ſont greffez ſur d'autres Peſchers,
reüſſiſſent encore mieux pour la groſſeur &
qualité du fruit que ſur tout les autres, parce
que les deux eſtans de meſme nature ſe trouvent mieux enſemble; mais ils durent moins
que tous les autres: l'Abricotier eſt auſſi fort
bon pour greffer des Peſchers, particulierement ceux qui ſont hâtifs : il eſt quelques-
fois ſujet à jetter de la gomme auſſi bien que
les Ceriziers quand on les greffe en œil dormant; mais cela n'eſt pas ordinaire.

26. Les Pruniers ſe greffent ordinairement
ſur d'autres Pruniers, ſi ce n'eſt qu'on les
veüille mettre proche d'autres plants, &
qu'on craigne qu'ils ne rejettent trop de rejettons de leurs racines, car pour éuiter ces
inconueniens, on peut les greffer ſur des
Abricotiers de noyau ou ſur Amandiers.

27. Les Abricotiers ſe greffent, ou ſur d'autres Abricotiers de noyau, ou ſur des Pruniers, & meſme ſur des Peſchers & Amau-
diers.

28. Il faut obſeruer que les Pruniers de

Damas noir, & ceux de S. Iulien, font incomparablement meilleurs que tous les autres pour greffer ; & ceux qui font curieux
des arbres ne fe feruiront iamais d'autres efpeces pour leurs Pepinieres ; tant qu'ils en
pourront recouurer de ces deux-là.

29. Les diftances cy-deffus marquées pour
les arbres en Pepinieres, font propres pour
ceux qu'on doit éleuer en haute tige, & pour
ceux dont on defire faire des Efpaliers ou des
Buiffons ; on peut bien donner la mefme diftance entre les rangées ; mais il faut que dans
l'ordre des rangées les arbres foient à deux
pieds l'vn de l'autre, au lieu qu'il fuffit de
mettre ceux qui s'éleuent en tige à fix ou
huit poulces. La raifon eft, qu'il faut étendre de bonne heure, & dés le commencement les arbres deftinez pour les Buiffons &
les Efpaliers, & s'ils eftoient preffez dans
les Pepinieres, ils s'éleueroient en haut, au
lieu de prendre cette forme. Cette regle
doit feruir, tant pour les fruits à noyau, que
les fruits à pepins.

30. On greffe des Poiriers pour mettre en
Efpaliers ou en Buiffons, ou fur des fauua-
geons de pepin, ou fur des Coignaffiers, pour
les premiers on peut les greffer indifferemment, ou en fente, ou en œil dormant ; pour
les Coignaffiers, ils reüffiffent beaucoup
mieux en œil dormant, & quand ils font
greffez en fente, ils ont de la peine à fe recouvrir.

31. Les Coignaffiers font beaucoup meilleurs pour toutes fortes de Poires en Buiffon

& en Eſpalier, que les ſauvageons de pepin, parce que naturellement ils tiennent de cette figure, au lieu que les autres veulent s'éleuer; & il faut inceſſammét les couper & les tailler pour les aſſujettir, & empeſcher qu'ils ne s'échappent; & l'experience fait connoiſtre que les Poiriers ſur Coignaſsiers chargent bien plus, rapportent du fruit bien plus beau, & gardent bien plus aiſément la figure qu'on leur veut donner, & les autres ne pouſſent que du bois. Il eſt vray que les premiers fruits qui viennent ſur Coignaſsier, retiennent ſouvent quelque choſe de ſon eſpece, particulierement quand ils viennent en vne terre qui n'eſt pas bien douce; mais cela ſe paſſe inconcontinent; & les deux ou trois premieres années emportent entieremét tout ce qu'on peut remarquer de differéce dedans le gouſt. Le chapitre ſuiuant marquera quelques eſpeces de fruits qui peuvent reüſsir en cette figure, eſtans greffez ſur pepin; mais il en a fort peu; il faut ſeulement icy remarquer que dans les terres douces on ne doit point ſe ſeruir d'autres arbres en Eſpaliers & Buiſſons, que ſur Coignaſsiers; mais pour les terres fortes & graueleuſes, le pepin y reüſſit quelquesfois mieux.

32. Il y a vne difference tres-grande entre le Coignier & Coignaſsier; le Coignier eſt Pommier de Coing, & le Coignaſſier le Poirier; le premier à l'écorſe plus griſe, tirant ſur le blanc & plus liſſe, les branches plus raliées & plus fourchées, les feüilles plus petites, les fruits plus pierreux & plus petit.

Le

Le Coignaſſier pouſſe ſes branches plus
droites, à l'écorce plus noire & veluë, &
les feüilles beaucoup plus larges : le fruit
plus gros & moins pierreux, qu'on appelle
Coignaſſe : C'eſt celuy-là qu'il faut choiſir pour greffer, car l'arbre retiendra toutes ſes bonnes qualitez, & pouſſera vn bien
plus beau bois, & le fruit en ſera beaucoup
meilleur ; au contraire le Coignier ne peut
ſeconder la bonté de la greffe que vous luy
donneriez ; & quand elle a formé vn arbre, il ſe trouve que le pied qui eſt de Coignier, ne répond pas à la groſſeur ; & ainſi
il ſe fait vne boſſe à l'endroit de la greffe,
qui non ſeulement rend l'arbre difforme,
mais auſſi témoigne que le pied n'eſt pas
ſuffiſant pour le nourrir. On connoiſt depuis peu vne certaine eſpece de Coignaſſiers, que l'on appelle de Portugal, peut-
eſtre, parce qu'elle en eſt venuë, qui à la
feüille extremément large, & qui eſt aſſeu-
rément meilleure que toutes les autres.

33. Quand on plante des Coignaſſiers en
Pepinieres, ou en vn lieu auquel on deſire
les greffer, il faut les coupper à vn poulce
de terre, afin qu'il rejette du pied, parce
que c'eſt ſur le nouveau jet qu'il faut Eſcuſſonner.

34. On doit obſeruer la meſme choſe pour
les Pruniers qu'on plante en Pepinieres,
pour greffer en Eſcuſſon.

Vn même arbre peut eſtre Eſcuſſonné
pluſieurs fois, & eſt fort à propos pour

D

auoir de fort beaux fruits , & le faire ainsi
de differentes especes ; par exemple , de
mettre des Poires de Liures, 'ou de bon
Chrestien d'Esté sur des Coignassiers, &
puis regreffer de bon Chrestien d'Hyuer ,
& du Bergamotte : méme on doit toûjours auoir quantité d'arbres en vne Pepiniere de Coignassiers, greffez de ces gros
fruits-là, ou de valée ; dont la feve est excellente pour receuoir toutes fortes de
greffes : par ce moyen on peut greffer fur
des branches de ces arbres-là, en fente des
greffes qui viennent quelquefois de loin ,
& des endroits desquels on ne pourroit
pas apporter des Escussons en Esté, & le
Coignassier ne reüssit gueresbien en fente.

Il n'est icy parlé que de trois fortes de
greffes, en fente, en escusson, au decours de
May & de Iuin , & en œil dormant : Ce
n'est pas qu'il n'y en ait encore d'autres
fortes, dont on se puisse seruir ; mais celles-
là suffiront , comme estant les principales;
Beaucoup de gens croyent qu'il n'est pas
à propos d'auoir des Pepinieres en bonne
terre , parce qu'ils disent que les arbres en
estans fortis, & ne trouvant pas ailleurs
vn si bon fond , ne peuvent bien reüssir,
estans accoustumez à vne meilleure nourriture ; comme au contraire ils font mer-
veille si estans tirez d'vne terre maigre, on
les transplante dans vne meilleure ; l'experience neantmoins fait voir & connoître
que les arbres élevez dans vn bon fond,

particulierement dans vne terre douce,
font beaucoup meilleurs pour tranfplanter
en quelque endroit que ce foit ; que les autres, & la raifon en eft auffi éuidente, parce que ces arbres-là ont toufiours de belles
racines, & beaucoup de cheuelu ; de plus,
vne bonne feue, & a beaucoup de force
dans le bon terroir ; ce qui fait qu'ils ont
beaucoup de vigueur en quelque endroit
que vous les mettiez, que les autres qui
eftans venus en mauuaife terre, n'ont iamais bonne racine, & font toufiours lan-
guiffantes.

C'eft n'eft pas affez d'auoir des Pepinieres, il faut auoir des Pepinieres de Pepinieres ; C'eft à dire, qu'il faut prendre chez
foy dequoy peupler les Pepinieres ; pour
cét effet, il faut femer du pepin de Pommes, & du pepin de Poires feparément,
pour ne le point confondre dans vne terre
bien preparée, il ne faut que prendre du
marc de Cidre, & l'étendre fur la terre,
& puis la méler auec le râteau, de la méme
forte que les Iardiniers fement leurs grai-
nes, vn an ou deux apres qu'il fera leué, on
pourra le mettre dans la Pepiniere. Pour
les Pefchers & Abricotiers ils s'éleuent de
noyau; les Pruniers doiuent eftre pris de
rejettons qui fe trouvent aux enuirons des
Pruniers de Damas noir & de S. Iulien; &
pour les Coigneffiers, il faut en éleuer de
gros, qui ne feruent à autre chofe qu'à en
produire de jeunes ; ce qui fe fait en les

D ij

couppant fort prés de terre, & rognant
toutes les branches qu'ils pouſſent tous les
ans ; les branches couchées dans la terre,
prennent aſſez de racines pour eſtre plan-
tées vn an apres par tout où on voudra :
Les Pruniers de Paradis s'éleuent de méme façon.

Des differentes eſpeces de fruits & de quelle façon elles reüſſiſſent.

IL eſt des gens qui croyent que tous les
fruits qui n'eſtoient pas connus il y a cent
ans, ne valent rien, & ne meritent pas d'ê-
tre cultiuez, d'autres au contraire, exer-
cent bien leur curioſité à en auoir de toutes
les eſpeces indifferemment, & croyent ex-
celler par deſſus tous ceux qui ſe mêlent
des plants, quand ils en ont quantité de
noms bizarez, & entierement inconnus à
tous les autres. On doit s'éloigner également de ces deux extremitez, parce qu'il
eſt certain que nous connoiſſons quantité
d'excellens fruits qui eſtoient, ou inconnus, ou negligez par nos peres ; comme
auſſi ceux qui entreprennent d'en auoir de
toutes les ſortes, font occuper inutilement
de bonnes places à pluſieurs mauvais ar-

bres, qui feroient beaucoup mieux employez pour les bons; C'eſt pourquoy il
faut obſeruer quels ſont les bons fruits,
ceux qui meritent le ſoin & la culture des
Iardiniers, ſoit pour les fruit à noyau, ou
pour les fruits à pepins.

Des differentes eſpeces de fruits à noyau.

POur les Cerizes, il n'y a pas grande
obſeruation à faire ; parcequ'il n'y en a
pas de grande quantité d'eſpeces, & elles
ſont connuës de tout le monde ; il en eſt
principalement de cinq ſortes. Cerizes,
Precoces, Cerizes hâtiues, Cerizes à feüille de Sauge, groſſes Cerizes à courte queuë
& Cerizes tardiues à longue queuë, qui
viennent iuſqnes à cinq ou ſix ſur vne méme queuë. Les Precoces ſemblent eſtre cultiuées depuis quelque temps ſeulement, elles ne ſont eſtimables, que parce qu'elles
ſont meures, beaucoup auant toutes ſortes
d'autre fruit, & pour les hâter dauantage,
il faut les greffer ſur des Ceriziers hâtifs
de racine, & les expoſer au grand Soleil,
le long des murailles, en Eſpalier, afin que
la chaleur extraordinaire auance encore
leur maturité.

Les Guignes, les Bigareaux & les Griotes ſont de même nature que les Cerizes,
& ne meritent plus grande obſeruation ; il
faut ſeulement remarquer que les Cerizes
& les Griotes viennent bien en buiſſons,
ainſi qu'il eſt obſerué au Chapitre des
buiſſons ; mais les Bigareaux & les Guignes ont peine d'y reüſſir, parce que leurs
arbres pouſſent trop de bois, & deſirent
eſtre éſeuez de tige, il eſt trois ſortes de
Guignes, blanches, rouges & noires, qu'on
appelle Cœurs, on ne connoît qu'vne eſpece de Bigareaux, & qu'vne eſpece de
Griotes.

Pour les Abricotiers, on n'en connoiſt
gueres que de deux ou trois ſortes, à ſça-
voir de petits Abricots muſquez, qui ont
l'amande douce, & des Abricots ordinaires, ils veulent vn grand abry, & ſont plus
propres en Eſpaliers qu'en buiſſons, ny
en grands arbres. Il eſt beaucoup plus de
differentes eſpeces, & de differentes ſortes
de Prunes, que de Cerizes & Abricots.

Voicy des principales.

Petit Damas noir, de Tours.
Gros Damas noir.
Petit Damas blanc, hâtif.
Gros Damas blanc.
Damas gris muſqué.

Damas violet ordinaire.

Gros Damas violet.

Damas verd.

Damas gris violet.

Damas gris blanc.

Perdrigon blanc.

Perdrigon violet.

Prune de Monſieur, autrement Brignoles
    violettes.

Groſſe Imperiale.

Imperiale tardiue.

De Gaillon.

D'Attiles de Gouvar.

D'Attilles du Mans.

Prunes de Naples, autrement Damas gris
    de Caihan.

  Toutes Prunes ſont fort bonnes à manger
cruës, celles qui ſuiuent ſont propres à faire des Pruneaux & des Pruneaux & des
Confitures.

  Moyens de Bourgogne, excellentes pour
confire.

Mirabelle.

Sainte Catherine.

Diaprée de la Roche Courbon.

Prunes d'Abricot, de Tours.

Mirabons tranſparans.

Montiniro.

D'Attrille jaune.

L'Iſle verd.

  Toutes ces Prunes reüſſiſſent fort bien,
& en buiſſons & en grands arbres. Le Perdrigon eſt plus delicat que tous les autres;

C'eſt pourquoy il merite bien d'eſtre mis
en bonne place dans les Eſpaliers.

Des Peſches.

Es Peſches meritent d'eſtre cultiuées
auec grand ſoin, c'eſt pour leur beauté
qui ſurpaſſe celle des autres fruits, & pour
leur bonté qui égale pour le moins celle
des plus delicats.

On les diſtingue ordinairement en Pa-
vies, qui ne quittent point le noyau, & qui
font les mâles ; & les Peſches qui quittent
le noyau, & tiennent le rang des femelles,
ie croy qu'il n'y a point de mâle, c'eſt à
dire, de Pauie qui n'ait ſa femelle, c'eſt à
dire, vne Peſche de meſme ſorte, ny au
contraire, de Peſche qui n'ait ſon Pauie,
car on connoiſt l'vn & l'autre dans la plus
grande partie des differentes eſpeces que
nous remarquons, ce qui fait croire qu'il
en eſt de meſme de toutes les autres que
nous ne connoiſſons pas encore, que l'vn
ou l'autre des deux. La nature ſans doute
ayant également aſſorty toutes ces eſpeces
de fruits. Les principales Peſches & Pauies
que nous connoiſſons ſuiuant l'ordre &
leur nature, ſont celles-cy.

Auant Peſche blanche, Pauie à la fin de
Iuin.

Monſieur Auant Peſche d'Italie, qui quittent le
Ferrant. noyau incontinent apres.

Pefche de Troix blanche, qui quittent le
noyau en mefme temps.

Pefche de Troix, jaune, fort mufquée, le
quitte auffi.

Pefche de Troix, double le quitte auffi, &
les deux en mefme temps que la blanche.

Alberge, c'eft le Pauie de la Pefche de
Troix, incontinent apres, & ne quitte le
noyau.

Pefche Magdeleine, quitte le noyau, &
vient à la fin de Iuillet, ou au commencement d'Aouft.

Pefche blanche hâtiue, incontinent apres.

Pauie blanc hâtif, qui eft mâle de l'vne ou
de l'autre de ces efpeces.

Pefche-Cerize, quitte le noyau, & vient
à la my-Aouft.

Pefche violette licée, le quitte en même
temps.

Brignon violet ou mufqué.

Pauie mâle, de la Pefche violette, incontinent apres.

Brignon jaune, Pauie en même temps.

Pefche royale, quitte le noyau, & eft ex-
tremément vermeille en même temps. *Monfieur le petit Mareft.*

Groffes Rouffanes, Pauies en même temps.

Petites Rouffanes, extremément mufquées,
Pauies en même temps.

Gros Pauies jaunes & rouges, même têps. *Monfieur Courtin.*

Perfiques, quittent le noyau, & viennent
au commencement de Septembre.

Pefches de Pau, ou Perfiques ronds, même
temps.

D v

Grosses Pesches jaunes, quittent le noyau, à la my-Septembre.

Pesches Bourdes, Pesches Abricotines, Pesches Olliers, Pesches de Corbeil, quittent le noyau, & sont bonnes en même temps.

Pesches blanches & vermeilles.

Pesches de Narbonne, & Pesches admirables, extrémement grosses à la fin de Septembre, quittent le noyau.

Monsieur Choisin. Pauie admirable, qui est le mâle des precedentes, fort gros, & fort coloré, fruit en cul de lampe, au commencement d'Octobre.

Pesche violette tardiue, même temps.

Brignon violet, tardif, Pauie même temps.

Pauie de Chinon, extrémement gros.

Mellicotons vermeils, rouges dedans, à l'entour du noyau, excellens Pauies, au commencement d'Octobre.

Pesche blanche & rouge, en Octobre aussi excellente.

Pauis blancs tardifs, à la my-Octobre, il en est de plusieurs especes en ce temps-là, qui sont difficiles à distinguer, les vns plus tardifs, & les autres moins.

Au Val S. Germain. Pesche toute blanche, elle vient à la fin d'Octobre, & quitte le noyau.

Pesche Bete-raue, toute grise & veluë, sanguine par le dedans, quitte le noyau à la fin d'Octobre.

Brignon Bete-raue, Pauie de même façon que la Pesche, excepté qu'il est licé par la peau.

Brignon tout noir, Pauie à la fin d'Octobre.

Il faut obferuer que les Pefches qui quittent le noyau, meuriffent plûtoft & plus facilement, & refiftent mieux à la gelée & à la rigueur de l'air. Et entre celles-là, il n'y en a point de plus robuftes que les Perfiques & Pefches de Pau : c'eft pourquoy il en faut éleuer beaucoup de ces efpeces en grands arbres, en plain air, pourveu neantmoins qu'ils foient autant que faire fe peut à l'abry, car elles font beaucoup plus fauoureufes quand elles viennent de cette forte qu'en Efpaliers. Et pour les autres efpeces, il les faut mettre en Efpaliers le long des murailles, & en contre-Efpaliers.

Des Pommiers.

IL faut éleuer les pommiers en grands arbres, & en plain air, parce que ce fruit-là eft plus robufte qu'aucun autre ; & fi on en veut auoir en buiffon, il faut les greffer fur Paradis, qui font fort propres pour mettre contre des murailles, ou en d'autres endroits aufquels il n'y a pas affez de Soleil pour bien faire meürir les autres fruits, il fuffit d'en auoir des meilleures efpeces ; car comme ce fruit fe garde long-temps on ne doit pas rechercher la pluralité ; mais fe contenter des bonnes, qui font,

D v

Paſſe-Pomme blanche, hâtiue au commencement d'Aouſt.
Paſſe-Pomme Cotellée.
Calville d'Eſté.
Rambour blanc.
Rambour rouge.
Couſinette.
Pomme de violette.
Pomme de nege.
Calville blanc.
Calville rouge.
Pomme d'Apicſt.
Renette blanche.
Meilleure Renette rouſſe.
Renette toute grize.
Petit Courpendu gris.
Courpendu vermeil.
Gros Courpendu Bedeau.
Francatu.
Pomme-Poire.
Châtaigner.

Des Poires.

IL eſt plus de differentes Poires qui meritent d'eſtre cultiuées que les autres fruits. Pour le bien connoiſtre, il faut les diſtinguer ſelon le temps de leur maturité, & par mois, commançant par celuy de Iuin, où les premieres commencent à meurir, & remarquer ſur quels arbres.

& en quelle situation elles reüssissent
mieux, & si elles sont propres à manger
cruës ou à cuire. Il faut remarquer que
toutes les Poires, principalement celles
d'Hyuer qui sont bonnes cruës, sont aussi
excellentes à cuire.

IVIN.

Petit Muscat en plain air, sur franc & sur
  Coignassier, en buisson, pourveu qu'il y
  ait de l'abry, mais parfaitement bien en
  plain air.
Petit Certeau d'Esté, Buisson, ou Espalier.
Ianet, de méme.
Pucelle ou Palme, de toutes façons.

IVILLET.

Gros Muscat ordinaire, plain air, franc ou
  Coignassier.
Muscat à longue queuë, de méme façon
  que le gros.
Muzette, Idem.
Gros Muscat, ou Belissime, Idem.
Muscat Robert, Idem.
Cuisse-Madame, Idem, & quelques-vns
  en Espalier, pour n'en point manquer.
Rousselet hâtif, Idem, & quelques-vns
  en Espalier.

AOVST.

Orange commune, de toutes façons, méme
  bien en buisson sur franc.
Orange musquée, de toutes les façons.

Amiral commun, Idem.

Amiral musqué, Idem.

Petite Blanquette, par Trocher ou Bouquet, Idem.

Grosse Blanquette, ou Poire de Perle, ou Cornicapre, Idem.

Oignonnet, Idem.

Poire de Prince, Idem.

Poire Royale, Idem.

Poire à deux testes, Idem.

Poire raze, Idem ; mais mieux en Espalier ou en Buisson, à cause qu'elle est sujette à tomber, ayant la queuë longue & menuë.

Fin Or hâtif, de toutes façons.

Poire Carmesine, Idem.

Friolet, de toutes façons.

Moüille-bouche d'Esté, Idem.

Bon-Chrestien d'Esté, Idem.

Franc Sureau, ou Poire de Papes.

SEPTEMBRE.

Rousselet ordinaire, de toutes façons.

Gros Rousselet de Rheims, Idem.

Targonelle, Idem.

Caillau Rozart, meilleur en grands arbres & rudes sur Coignassiers.

Parfum, de toutes sortes.

Poire sans pepins, Idem.

Poire de Sain, Idem.

OCTOBRE.

Beuré rouge, de toutes façons.

Beuré blanc, Idem.

Moüille-bouche d'Automne , ou longuet,
  Idem.

Rozar d'Ingrande, Buiſſon, ou Eſpalier.

Bergamotte d'Eſté , Eſpalier ſeulement.

Oignon Rozar, autrement Brutte-Bonne,
  Eſpalier ou Buiſſon.

A Chilly , chez Monſieur de Seves.

Poire d'Angleterre , de toutes façons.

Poire d'Ambre-gris , Buiſſon ou Eſpalier.

Poire de vigne , de toutes les façons , &
  dure en Octobre.

Petit Oing gris, de toutes façon.

Chat brûlé , Idem, & dure en Novembre.

NOVEMBRE.

Meſſire-Iean ordinaire , de toutes façons.

Meſſire-Iean Blanc , Idem.

Bezidhery, Idem, en Décembre.

   RVEL.

Damadotte, Idem.

Groſſe Queuë d'Hyuer.

Bergamotte ardinaire, Eſpalier ſeulement,
  mais pour en auoir iuſques en Ianuier , il
  faut vne place de l'Eſpalier , où il y ait
  peu de Soleil.

Martin ſec , de toutes les façons.

Bergamotte muſqué , ou Poire de Sicile,
  Eſpalier, ou Buiſſon.

DECEMBRE.

A manger cruës.

Micet en Espalier, & dure en Ianuier.
Poire-Figue, de toutes façons.
Rousselet d'Hyuer, de Prouince, ou à Rüel, de Prouince d'Anjou.
Bon-Chrestien d'Anche cottelé, en Espalier, & s'il y a quelque bon abry, en grand arbre sur franc.
Bon-Chrestien rond.
Bon-Chrestien long, Idem.
Bon-Chrestien doré sans pepins, Idem.

Nota, qu'il faut autant de Bon Chrétien seul dans vn Espalier bien exposé, que de tous les autres fruits d'Hyuer ensemble: car il est incomparablement meilleur que tous les autres, & pour le goût; & parce qu'il se mange dés le mois de Novembre, & dure iusques à la fin d'Aoust.
Poire de Froment, excellente aussi à cuire, plain air, en grand arbre.

Poires à cuire en Decembre.

Fin Or, ou Franc-real, grands arbres, en plain air, ou buisson peu.
Dame Ieanne, Idem.
Bon Euesque, Idem.
Boulon, Idem.

IANVIER.

Pour manger cruës.

Gâtellier, ou Beuré d'Hyuer, de toutes façons, *Ramboüillet*, & *Monfieur des Noyers à Paris*.

Bergamotte d'Hyuer, & en Fevrier & Mars, *Monfieur Galand & Monfieur de Moncy*.

Bon-Chreftien, de toutes efpeces.

Orange d'Hyuer, de toutes façons.

IANVIER.
A cuire.

Poire d'argent, en plain air, grands arbres.

Rateau, Idem.

Herpiène, Idem.

A Ponthoife.

Angobert ou Languedoc, Idem.

Gros Cerreau, Idem.

FEVRIER.
Cruës.

Saint Lezin ; Et auffi en Mars & Avril, de toutes façons, mais fujette à tomber, s'il n'eft en Efpalier ; & de plus veut grand Soleil.

Saint Lezin beuré, tres-rare & excellent, veut l'Efpalier, *Monfieur Ferrant*.

Meffire-Iean tardif, Efpalier & Buiffon, *de la Chefnaye*.

Bon-Chreftien.

FEVRIER.

A cuire.

Petit Certeau, plain air, grands arbres &
buiſſon, même ſur franc.

De la Domuille, grands arbres.

MARS.

Cruës.

Portail en Eſpalier, plûtoſt ſur franc que
ſur Coignaſſiers, car il ne pouſſe pas trop
de bois & charge, & vient de toutes ſortes.

Gros Muſcat d'Hyuer à groſſe queuë,
Eſpalier & Buiſſon, *Pontoiſe, la Cheſnaye.*

MARS.

A cuire.

Poire de livre, plain air & grands arbres,
& toutes celles de Fevrier & d'Avril.

AVRIL.

Cruës.

Bergamotte de Beugy, plain air, Eſpalier
& Buiſſon.

Poire d'Etranguillon, excellente. Idem,
aux Gobelins du Faux-bourg Saint Marcel.

Virgoulette, Idem, excellente, *Monſieur
Ferrant.*

AVRIL.

A cuire.

Liquet rond, grands arbres & plain air.
Parmain, Idem.
Bouvarr ou Chefne Galon, Idem.

MAY.

Cruës.

Double Fleur, plain air, buiſſon; mais
mieux en Eſpalier.
Fontarabis, Eſpalier, *Ponthoiſe.*

MAY.

A cuire.

Girogille, *Ponthoiſe.*

Du temps auquel il faut cueillir les fruits.

TOVs les fruits à noyau & les poires
d'Eſté ne veulent point eſtre oſtez de
l'arbre qu'en leur plaine maturité: pour les
poires d'Automne, comme Meſſire-Iean,
beuré, méme le bon-Chreſtien d'Eſté, &
la bergamotte, ſi on veut les conſeruer
plus long-temps: il eſt à propos de les
cüeillir auant qu'ils ſoient toutes meures,
afin qu'elles prennent leur maturité dans
le lieu où on les ſerrera; & de cette façon
elles ſe garderont plus long-temps, & ſont
plus douces, & moins âpres au goût.

Pour les fruits d'Hyuer, tant a cuire qu'à
manger cruës, soit Pommes ou Poires, il
faut les laiſſer tout le plus long-temps
qu'on peut ſur l'arbre, iuſques à la fin du
mois d'Octobre; & prendre ſoin de les
cüeillir touſiours par vn beau temps, &
par vn beau Soleil, afin que le fruit ſoit
bien ſec, & n'aye aucune humidité lors
qu'on le détache de l'arbre.

On doit bien prendre garde de ne rompre
point la queuë aux fruits qu'il faut conſeruer; & en les cüeillant il ne faut gueres
les toucher.

On fait aux Figuiers tout le même qu'aux
Eſpaliers, pour les planter & paliſſer; &
on les taille comme les Peſchers & Abricotiers, au decours de la Lune de Mars, à
cauſe qu'ils ſont moüelleux & délicats, &
qu'ils craignent le froid.

FIN.

www.ingramcontent.com/pod-product-compliance
Lightning Source LLC
Chambersburg PA
CBHW050559210326
41521CB00008B/1042